Natürlich heilen mit Wein

Dr. med. Renate Willkomm

Natürlich heilen mit Wein

Die wirksame Kraft der Rebe

Anwendung

Vorbeugung und Stärkung

Gesunde Inhaltsstoffe

Mit kleinem Weinführer

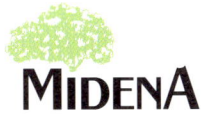

MIDENA

Die Autorin

Dr. med. Renate Willkomm ist Ärztin und seit 1994 Vorsitzende des Forums Wein & Gesundheit e.V., Langweiler.

Der Dank der Autorin gilt Herrn Prof. Dr. Klaus Jung für die medizinische Beratung, einigen Freunden, ihrem Mann für die Beantwortung ihrer Fragen und ihren Kindern für ihre Geduld.

Anmerkung der Redaktion

Die Zahlen in Klammern im Text beziehen sich auf das Literaturverzeichnis von Seite 126.

Die Deutsche Bibliothek – CIP-Einheitsaufnahme

Willkomm, Renate:
Natürlich heilen mit Wein : die wirksame Kraft der Rebe ;
Anwendung, Vorbeugung und Stärkung, gesunde Inhaltsstoffe ; mit
kleinem Weinführer / Renate Willkomm. – Augsburg : Midena, 1998
    ISBN 3-310-00534-8

Midena Verlag, Augsburg
© 1998 Weltbild Verlag GmbH, Augsburg
Alle Rechte vorbehalten
Lektorat: Cornelia Osterbrauck, München
Umschlaggestaltung: Steinkämper und Lohmann, Wörthsee
Umschlagbild: Superstock, StockFood/Eising (Vorderseite);
StockFood/Bodo A. Schieren (Rückseite)
Layout: Marion Kraus, Augsburg
Fotos: Seite 16, 19: Wibo Werbung, Bernkastel-Kues;
alle übrigen: PhotoPress, Stockdorf
Satz: Gesetzt aus der Stone Sans, von satz-studio-gmbh, Bäumenheim
Lithos: Typework Layoutsatz & Grafik GmbH, Augsburg
Druck und Bindung: Franz Spiegel Buch GmbH, Ulm

Printed in Germany

ISBN 3-310-00534-8

Gedruckt auf umweltfreundlich elementar chlorfrei gebleichtem Papier

Inhalt

Bewußte Ernährung –
Thema unserer Zeit

Gesundheit und Ernährung stehen in einer engen Beziehung zueinander. Immer mehr Verbraucher hinterfragen die Auswahl ihrer Speisen und Getränke. Auf dem Prüfstand stehen auch die alkoholischen Getränke, und oft prallen die Standpunkte für oder gegen Alkohol unversöhnlich aufeinander.

Für die einen ist der Alkohol im Wein potentielles Suchtmittel. Für andere ist Wein eine Bereicherung des Alltags, Ausdruck eines Lebensgefühls und einer Genuß-Kultur und kann auf eine Tradition zurückweisen, in der er nicht nur als berauschendes Getränk konsumiert wird, sondern zugleich Opfertrunk, Kultgegenstand, mystisches Ritual, Lebenselexier und Heilmittel ist.

> In vielen Fällen braucht der Mensch den Wein. Er stärkt den schwachen Magen, erfrischt die ermatteten Kräfte, heilt die Wunden an Leib und Seele und entfacht unter Freunden die Lust am Gespräch.
> HL. AUGUSTINUS, 400 n. Chr.

Als ich meinen Beruf als Ärztin in einer Weinbauregion ausübte, begann mein Interesse für das Heilmittel Wein. Damals gab es zwar viel »Historisches«, aber erst die Veröffentlichungen aus Frankreich und den USA in den 90er Jahren weckten den Wein aus dem Dornröschenschlaf. Der anhaltende Trend zu Naturheilmitteln und gesunder Ernährung macht Wein zu einem aktuellen Thema.

Der Informationsbedarf über Wein und seine gesundheitserhaltende Wirkung nimmt zu. Dabei ist die medizinische Fachsprache zumeist ein Hindernis und viele Bücher sind für Einsteiger zu kompliziert. Dieser Ratgeber gibt daher einen allgemein verständlichen Überblick zum Thema Wein und Gesundheit.

Wein ist kein Allheilmittel, aber als gesundheitsförderndes Getränk gebührt ihm ein sicherer Platz in der täglichen Ernährung. Im richtigen Umfeld kann er so ganzheitlich wirken und seine wohltuenden Eigenschaften entfalten.

Die Autorin

Wein, bewährtes Heilmittel in der Medizingeschichte

Wein fasziniert den Menschen seit vielen Jahrhunderten. Er wurde verstanden als ein Geschenk der Natur, eine Gabe Gottes, denn seine Entstehung war rätselhaft: Wein entwickelt sich spontan, aus sich selbst heraus, ohne Eingriff von außen. Das unterscheidet ihn von allen anderen alkoholischen Getränken und umgibt ihn mit Geheimnissen.

Die antiken Kulturen betonten das Besondere des Weines mit dem Weingott Dionysos oder Bacchus. In der jüdischen und der christlichen Religion ist der Wein als direkte Verbindung zu Gott fester Bestandteil jedes Gottesdienstes. Und auch in der Geschichte der Medizin hinterließ der Wein als Naturheilmittel seine Spuren, bis in der Neuzeit durch das Aufkommen der modernen Pharmazie die Naturarzneien fast in Vergessenheit gerieten.

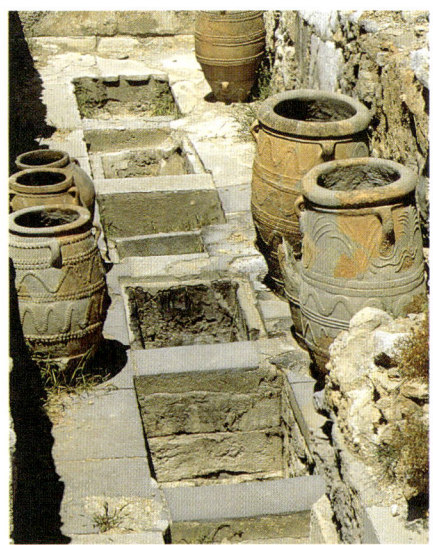

Zu Zeiten der Minoischen Kultur auf Kreta benutzte man Amphoren zur Lagerung – auch von Wein

Das Wissen um Wein im Altertum

Es gibt eine schöne Legende um die Entdeckung der Heilwirkung des Weins: Die Haremsdamen des Regenten im alten Persischen Reich hatten für den Winter Traubensaft in Amphoren gelagert. Die spontan einsetzende Gärung irritierte, der vormals klare Saft wurde trüb und der Most wurde vom König als Gift verboten. Als die Lieblingsdame des Regenten Wochen später in selbstmörderischer Absicht das Siegel zerbrach und einige Becher des verbotenen Tranks zu sich nahm, wurde sie fröhlich, ihre Depressionen verflogen und die bereits Tage andauernde Schlaflosigkeit war geheilt.

Im alten Ägypten nutzte man vor allem die rauscherzeugende und psychisch dämpfende Wirkung des Weins. Bekannt ist der »Wein der Kleopatra«, eine die Potenz steigernde Mixtur, die Rohopium und Nachtschattengewächse enthielt. In Griechenland empfahl Hippokrates Wein als Stärkungs- sowie als Beruhigungs- und Schlafmittel, bei Kopfschmerzen sowie Herz- und Kreislaufproblemen.

Selbst der islamische Kulturkreis nutzte die Heilwirkung des Weins. Zur Zeit Mohammeds kannte man etwa 60 Beschwerden, die mit Wein geheilt werden konnten. Dazu gehörte z. B. der Schutz vor Zahnverfall und Potenzstörungen.

Im chinesischen Reich bediente man sich vor allem der berauschenden Wirkung von Wein, denn vermischt mit Hanföl erwies er sich als starkes Schmerz- und Betäubungsmittel.

Ein Wandgemälde in Knossos mit zwei Jünglingen, die ein Getränk kredenzen

Wein als frühes Heilmittel

Mit den Römern begann eine bedeutende Entwicklung des Weinbaus in Europa. Über Gallien erreichte die römische Weinkultur die Germanen, und ausgehend vom politischen Zentrum Trier wurden Rebflächen an Rhein, Mosel, Ahr und Nahe angelegt, die bis heute Bestand haben. Die Heilkraft des Weins wurde ausgiebig genutzt und weiterentwickelt.

Wein war außerdem ein ideales Mittel zur Wundheilung. Die Verbände der Verwundeten wurden mit Wein begossen, um Infektionen zu verhindern. Der römische Feldherr Julius Caesar versorgte seine Soldaten jeden Tag mit großzügigen Weinrationen. Dies geschah nicht nur, um die Legionen bei guter Stimmung zu halten,

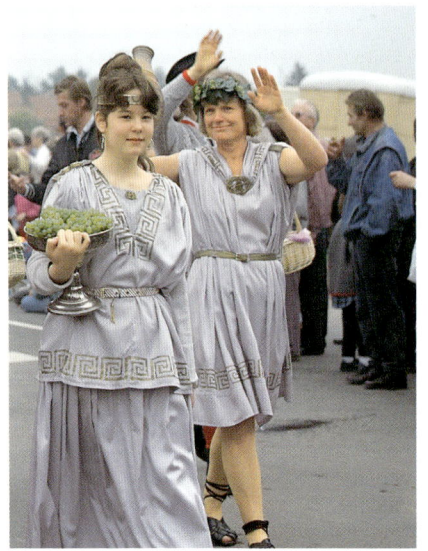

Auch heute noch – wie hier beim Wein-
fest an der Weinstraße – wird die
alte Tradition des Weins sichtbar

sondern auch, um sie vor Infektionen durch das oftmals verunreinigte Trinkwasser zu schützen.

In der mittelalterlichen Heilkunde der Hildegard von Bingen diente der Wein aber vorwiegend zur Extraktion von Kräutern, die zur Therapie eingesetzt wurden. Eine Spezialität Hildegards sind verschiedene Elexiere, das sind Mischungen mit Wein, die erhitzt werden. So geht eine Mischung aus der Asche von Rebzweigen mit Wein gegen Zahnfleischschwund auf ihre Medizin zurück.

Die mittelalterlichen Hospitien, die Reisende, Pilger, Kranke und Bedürftige aufnahmen, hatten einen großen Weinbedarf. Wein galt als Stärkungsmittel, aber einfach auch als geselliges Getränk. Während der Pestepidemien war er das einzige verfügbare Heilmittel für die einfachen Menschen. Um die Heilkraft der Arznei zu verstärken, wurden oft Heilkräuter dem Wein beigegeben, wie die Fülle der überlieferten Kräuterweine aus dieser Zeit belegt. Als nach den Kreuzzügen in Europa immer mehr Leprakranke beobachtet wurden, entstanden überall Leprosenhäuser. In einigen dieser Krankenheime diente der Weinbau dem Lebensunterhalt, und die täglichen Weinrationen sollten das Leben erträglicher machen.

Im 18. Jahrhundert empfahl Christoph Wilhelm Hufeland, der wohl bekannteste Arzt aus der Zeit Goethes, in einem »Leitfaden zur Lebensverlängerung« den maßvollen Weingenuß vor allem dem älteren Menschen. Sollte er aus medizinischen Gründen untersagt sein, empfiehlt der Mediziner Waschungen der Arme und Beine mit Wein zur allgemeinen Stärkung. Selbstverständlich wurde auch die Wirkung des Weines auf das Herz therapeutisch genutzt.

Wein konnte damals über Apotheken bezogen werden, er wurde auch auf Rezept verordnet. Einige Krankenhäuser hatten einen äußerst großen Weinbedarf. So wurden im Elisabeth-Hospital in Darmstadt im Halbjahr immerhin pro Patient 15 Flaschen Wein verordnet. Eine große Bedeutung hatten Traubenkuren. Die Kur diente der Entschlackung bei bestimmten Stoffwechselerkrankungen, der Gewichtsreduktion sowie einer allgemeinen Körperreinigung.

In vielen Familien war und ist der Wein Hausmittel vor allem bei fieberhaften Erkrankungen, Infektionskrankheiten und altersbedingten Störungen des Organismus. Aber auch die Rebe wurde in ihrer Heilwirkung geschätzt. So sollten die Weinblätter als Teeaufguß bei Rheuma und Gicht helfen, eine Salbe aus Traubenblüten gegen Sommersprossen, und das Traubenkernöl wurde als besonders verträgliches Fett in der Küche geschätzt und kam auch als kosmetisches Mittel zum Einsatz.

> **Wein ist unter den Getränken das nützlichste, unter den Arzneien das Schmackhafteste und unter den Nahrungsmitteln das angenehmste.**
> Plutarch,
> 1. Jh. n. Chr.

Die historischen Quellen enthalten übrigens sehr deutliche Warnungen vor dem übermäßigen Weinkonsum. Die schädigende Wirkung des Alkohols war auch schon früher bekannt. Hervorgehoben wird vielfach der soziale Aspekt der Verelendung des Alkoholikers und die Folgen der Trunksucht für die Gesellschaft.

Heutzutage ist die Suchtproblematik nach wie vor ein wichtiges Thema. Seit einigen Jahren besinnt man sich aber der Heilkraft des Weines und beschäftigt sich wieder mehr mit seiner gesundheitserhaltenden Wirkung.

Es soll hier nicht der Eindruck entstehen, daß Wein zu einem Allheilmittel stilisiert wird. Aber wie es aussieht, hat der Wein die besten Aussichten, als Bestandteil einer gesunden Ernährung seitens der verschiedensten Wissenschaftsbereiche »wieder« anerkannt zu werden.

Wie Wein entsteht

Wein ist reine Natur. Er entsteht im Gegensatz zu allen anderen alkoholischen Getränken auf natürliche Weise aus sich selbst heraus. Die auf den Beeren befindlichen Hefen beginnen kurz nach der Pressung mit ihrer Arbeit: der alkoholischen Gärung, an deren Ende der klare Wein steht. Die Hefen wirken wie ein biologischer Filter. Sie reinigen den Most durch ihre Stoffwechselleistung von unerwünschten Verbindungen, die die Qualität des Weines beeinträchtigen können (16).

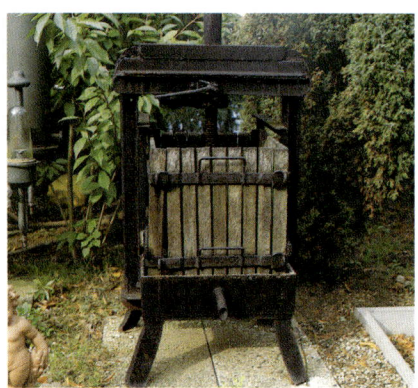

Eine alte Weinpresse in Klüsserath an der Mosel

Dieser faszinierende Prozeß blieb für unsere Vorfahren über Jahrhunderte rätselhaft und führte zu einer mystischen Verklärung. Erst Louis Pasteur entschlüsselte das Geheimnis, indem er 1857 den Gärvorgang chemisch erforschte. Der in den Weinbeeren vorkommende Zucker (Glukose und Fruktose) wird von den Hefepilzen aufgespalten und mit bestimmten Enzymen (Hilfsstoffe) in den Zellen umgewandelt. Dabei entstehen vor allem drei Verbindungen: Alkohol, Kohlensäure und Energie.

Die Gärung verläuft unter Luftabschluß. Kommt man zu dieser Zeit in einen Winzerbetrieb, ist das Blubbern der aus den Fässern aufsteigenden Gärgase zu hören, die aus sogenannten Gärröhrchen entweichen.

Die alkoholische Gärung – ein Naturwunder, bei dem die Weinhefen ideale biologische Filter sind

Bei der Verkostung junger Weine ist oftmals die natürliche Kohlensäure in Form von feinsten Luftbläschen im Glas zu beobachten. Diese verleihen dem Wein Frische und Spritzigkeit.

Moderne Kellertechnik begleitet die natürlich ablaufenden Vorgänge im Gärprozeß mit Maßnahmen zur Verbesserung der Qualität, z. B. wird mit Kühlung und Drucktanks der Gärprozeß verlangsamt. Heute können speziell gezüchtete Hefen den Most zu reintönigen Weinen vergären.

Klimawechsel und dadurch bedingt der unterschiedliche Reifegrad des Leseguts fordern jedoch trotz aller Wissenschaft und Technik den Kellermeister mit seiner Erfahrung, seiner Kreativität und seiner Intuition. Die in Deutschland ausgebildeten Weinfachleute sind aufgrund ihrer besonderen Qualifikation überall in der Welt gesuchte »Winemaker«.

Trocken oder lieblich?
Der Kellermeister entscheidet

Zurück zum Wein im Gärprozeß. Der Kellermeister entscheidet, wieviel Zucker vergoren wird. Mit einer einfachen Analyse kann man den verbleibenden Zucker im Wein bestimmen (Restzuckergehalt).

Per Gesetz ist in Deutschland geregelt, welcher Geschmacksrichtung der Wein zuzuordnen ist. Trockene Weine enthalten weniger als 4 g/l Restzucker, halbtrockene Weine weniger als 18 g/l. Bei lieblichen Weinen ist eine Obergrenze nicht festgelegt. In extrem sonnigen Jahren können Beerenauslesen Restzuckerwerte von über 300 g/l bringen.

Moderne Weinbereitung kann nicht auf die Fähigkeiten erfahrener Kellermeister verzichten

Die Reifung des Weins

Nach der Beendigung des Gärvorgangs klärt sich der Wein von selbst und ist dann eigentlich trinkfertig. Im Gegensatz zu anderen Getränken wurde während der ganzen Produktionszeit weder eine Erhitzung – wie beim Bier – noch eine Destillation – wie bei Spirituosen – notwendig. Wertvolle Inhaltsstoffe des Traubenmosts bleiben so unverändert erhalten. Dies ist eine Besonderheit des Weins und eine Erklärung für seine gesundheitsfördernde Wirkung.

Vor der Abfüllung muß der Wein weiter behandelt werden, damit er später in der Flasche nicht trüb wird. Dazu gehört die Klärung (Abstich des Weines von den Hefen und sonstigen Gärrückständen) und das Schönen. Dieser oft mißverstandene Be-

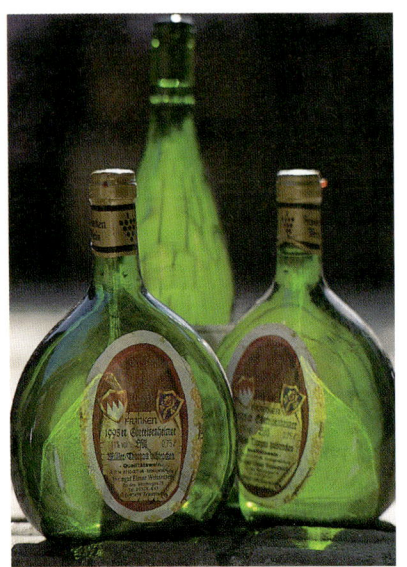

Frankenweine (Müller-Thurgau) in Bocksbeutel- und Literflasche

griff umfaßt alle Methoden zur Bindung sogenannter Trübstoffe. Welche Mittel hierbei verwendet werden dürfen, ist gesetzlich geregelt. Die Stoffe sind gesundheitlich unbedenklich.

Verschnitt der Weine

Ein Verschnitt (im Französischen Cuvée und im Englischen Blend genannt) ist die Mischung verschiedener Grundweine. In welchem Umfang Weine verschnitten werden dürfen, ist in Deutschland und in der Europäischen Gemeinschaft (EG) im Weingesetz geregelt. Ziel eines Verschnitts ist ein möglichst guter Geschmack des Endprodukts und eine sinnvolle Verkaufsmenge. Viele Weine, auch Rotweine der Spitzenklasse (z. B. Bordeaux und Burgunder) sind von alters her Verschnitte aus verschiedenen Rebsorten und Jahrgängen.

Wie bei anderen Genußmitteln auch (Tee, Tabak, Spirituosen) dient das Verschneiden der Qualitätsverbesserung. Die Franzosen sprechen in diesem Zusammenhang zu Recht von einer Komposition, um die besonderen Fähigkeiten der Kellermeister zu würdigen.

Der Flaschenwein

Im Gegensatz zu allen Fruchtsäften und auch dem Bier wird der Wein kaltsteril abgefüllt, also nicht erhitzt. Die Haltbarkeit des Weines in der Flasche hängt ab vom Säure-, vom Alkohol- und vom Restzuckergehalt; diese sind ideale natürliche Konservierungsmittel. Zur Verhinderung der Oxidation, also der Veränderung des Weines unter Sauerstoffkontakt, ist der Zusatz eines Konservierungsstoffes notwendig. Seit der Antike wird hierfür die schweflige Säure (SO_2) verwendet, seltener auch Sorbinsäure. Die EG schreibt Höchstgrenzen für SO_2 vor: 160 Milligramm für Rot- beziehungsweise 210 Milligramm für Weißweine pro Liter. Auch diese Angaben beziehen sich auf einen Liter – 160 Milligramm bedeuten also 160 Teile von 1 000 000.

SO_2 ist gesundheitsunschädlich, außer es liegt eine (extrem seltene) Schwefelallergie vor. Durch die verbesserten hygienischen Bedingungen in modernen Weinkellern kann der Zusatz von Konservierungsmitteln heute auf ein Minimum beschränkt werden.

Lagerung von Weinen

Die Haltbarkeit der Weine hängt stark ab von den Lagerbedingungen. Wichtig sind dunkle, kühle Räume zwischen 10–12 Grad, und bei Flaschen mit Naturkorken eine liegende Lagerung, um den Korken nicht auszutrocknen.

Iß dein Brot mit Freuden und trinke deinen Wein mit gutem Mut. Es ist nichts besseres, denn fröhlich sein und ihm gütlich tun in seinem Leben.
PREDIGER SALOMO, KAP. 9,7

In der Regel haben säurebetonte, alkoholreichere Weine mit hohem Extraktgehalt die beste Haltbarkeit. Besonders ausgewählte Weine guter Jahrgänge können selbst nach Jahrzehnten noch schmecken. Dabei ist hervorzuheben, daß der Wein sich auch in der Flasche weiter verändert. Viele Weine gewinnen erst nach einigen Jahren der sachgerechten Lagerung ihren geschmacklichen Höhepunkt. Einfachere Weine sollten allerdings nicht über einen längeren Zeitraum gelagert werden, da sie schnell an Frische und Geschmack verlieren.

Weinstein, gesundheitlich unbedenklich

Da der Wein in der Flasche nicht vollständig luftdicht abgeschlossen ist, »lebt« das Produkt weiter und erfährt im Lauf jahrelanger Lagerung weiteren biologischen Umbau. So bilden sich mit der Zeit in einigen Weinen kleine Kristalle aus, der sogenannte Weinstein. Diese Kristalle sind geschmacksneutral und völlig unbedenklich, im Gegenteil, sie weisen eher auf eine besondere Qualität des Weins hin.

Der Korken

Die Korken werden aus der abgeschälten Rinde der Korkeichen hergestellt. Es sind also Naturprodukte, die verständlicherweise in ihrer Qualität Schwankungen unterliegen. So kann es auch geschehen, daß ein unangenehmer Korkgeschmack in den Wein kommt, den man meistens bereits beim Öffnen der Flasche durch das Riechen am Korken feststellt. Diese Weine schmecken dann nicht mehr.

Will man das Risiko eines Korkgeschmacks verhindern, sollte man sich ohne Bedenken für einen Wein mit Drehverschluß entscheiden. Diese Variante ist geschmacksneutral und wird heute in allen deutschen Anbaugebieten vor allem für Konsumweine in Literflaschen angeboten. Weine mit Drehverschluß bleiben während einer Lagerung länger frisch, da sie im Gegensatz zum Kork den Wein vollständig vor jedem Sauerstoffkontakt bewahren.

Beim Entfernen des Korkens fällt manchmal eine graugrüne Schicht auf. Auch dieses ist ein natürliches Phänomen, denn bei der Lagerung läßt der Korken winzige Flüssigkeitsteilchen durchsickern, durch die sich dann unter Einfluß von Bakterien die Beläge auf dem Korken bilden. Durch einfaches Abwischen mit einem Tuch sollte man sie vor dem Entkorken entfernen, ebenso wie eventuelle Spuren im Flaschenhals.

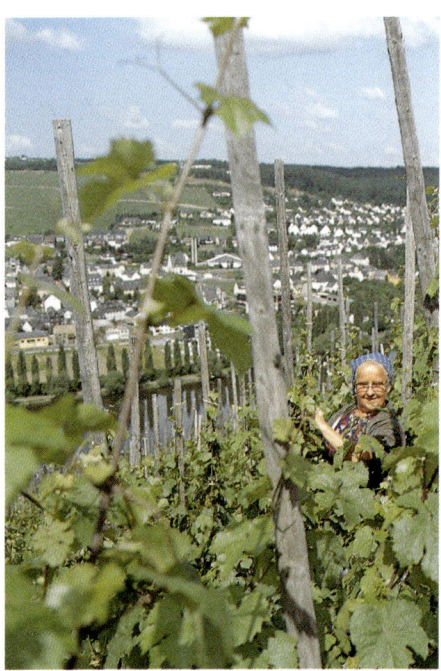

Die neuen Triebe, die später die süße Last tragen, müssen aufgebunden werden

Inhaltsstoffe im Wein

Bis heute sind im Wein mehr als 1000 verschiedene Inhaltsstoffe nachgewiesen. Da etwa 85 Prozent des Getränks aus Wasser bestehen, kann man ermessen, wie schwierig eine umfassende Inhaltsanalyse ist.

Noch schwieriger ist es, die bekannten gesundheitsfördernden Eigenschaften des Weins einzelnen Inhaltsstoffen zuzuordnen.

Bei einer Analyse der Inhaltsstoffe und ihrer Wirkungsweise auf den menschlichen Organismus darf man zusätzlich nicht aus dem Auge verlieren, daß Wein, wie viele andere Naturheilmittel, ganzheitlich wirkt und nur in der Gesamtkomposition des Getränkes seine gesundheitsfördernde Wirkung liegen kann.

Wein besteht erst einmal aus Alkohol (ca. 7–15 Prozent) und Wasser, das natürlich nicht mit normalem Leitungswasser zu vergleichen ist, sondern eine besondere biologische Aufbereitung erfahren hat (11). Nach der Entfernung dieser beiden Stoffe aus dem Wein durch Verdampfung bleibt in einer Laboranalyse der sogenannte Extrakt übrig. Dieser Wert ist abhängig von der Rebsorte, dem Anbaugebiet, dem Jahrgang und anderen Bedingungen. Einen hohen Extraktwert findet man vor allem bei restsüßen Weinen.

Wein ist mehr als Wasser und Alkohol: Über 1 000 verschiedene Inhaltsstoffe sind bekannt

Der Extrakt setzt sich zusammen aus dem Restzucker (vor allem Glukose und Fruktose) sowie dem zuckerfreien Extrakt. Hier findet man viele biologisch wirksame Stoffe: Säuren, Geruchs- und Geschmacksstoffe, Gerb- und Farbstoffe (z. B. Polyphenole), biogene Amine (Histamin) sowie die Gruppe der Mikronährstoffe mit Vitaminen, Mineralstoffen und Spurenelementen.

Nährstoffe

Wein enthält vor allem Kohlenhydrate (Zucker) und Alkohol, sehr wenig Eiweiß und kein Fett. Aufgrund seines Kaloriengehalts von etwa 700 Kilokalorien pro Liter stellt er eine gute Energiequelle dar.

Säuren

Je nach Rebsorte, Bodenverhältnissen und dem Jahrgang enthalten Weine unterschiedlich hohe Säurewerte. An organischen Säuren findet man vor allem Weinsäure, Äpfel- und Milchsäure. Ein Charakteristikum der deutschen Weine ist ihre Säure, die den Weinen eine interessante Frucht und Frische verleiht. Im Organismus wirkt die Wein- und Äpfelsäure abführend und entwässernd. Die Milchsäure im Wein erhöht dessen Bekömmlichkeit. Dieses Wissen macht man sich bei einem Verfahren zum »biologischen Säureabbau« zu Nutze, indem man Hefen bei der Gärung bevorzugt, die die eher als unangenehm empfundene Äpfelsäure in die besser schmeckende Milchsäure umwandeln.

Vitamine

Vitamine sind Wirkstoffe, die der Körper für den Erhalt seines Stoffwechsels benötigt, aber nicht selber herstellen kann. Vitamine müssen mit der Nahrung aufgenommen werden. Wein enthält vor allem Vitamin C und einige Vitamine der B-Gruppe.

Wein ist ein potentes Nahrungsmittel wegen seines hohen Gehalts an bestimmten Mineralstoffen, aber auch an Vitaminen und Kalorien.
Prof. Klaus Jung

Vitamin C ist ein wichtiges Antioxidanz. Es schützt viele Stoffe im Körper vor der Zerstörung durch Oxidation, so z. B. die Vitamine A und E. Vitamin C schützt vor Infektionen und ist für die Arbeit der Schleimhäute und den Knochenaufbau von Bedeutung. Mit einem $1/4$ Liter Wein kann man etwa 15 Prozent des täglichen Bedarfs decken.

Die B-Vitamine gelangen aus dem Stoffwechsel der Hefepilze in den Wein, sie sind vor allem für den Verdauungsprozeß und das Nervensystem wichtig.

Die höchste Konzentration an Vitaminen findet man im Federweißen, also dem frischen Most, der gerade begonnen hat zu gären. Im fertigen Wein sind weniger Vitamine enthalten, da diese von den Hefepilzen zum größten Teil verbraucht werden.

Mineralien und Spuren-
elemente

Je nach dem Boden, auf dem die Rebe
wächst, enthält Wein viele wertvolle Mi-
neralien und Spurenelemente, vor allem
Kalium, Calcium, Magnesium sowie Eisen, Zink, Jod, Phosphor, Mangan und
Selen. All diese Nährstoffe benötigt der
Körper nur in minimalen Mengen, für
den Stoffwechsel sind sie jedoch von
größter Bedeutung.

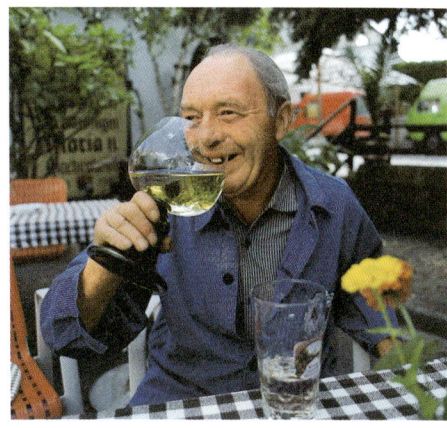

*Zuerst wird der Geruchssinn bei einem
guten Schluck Wein angesprochen*

   Das Schlagen des Herzens (Kalium
und Calcium), die Erregbarkeit der Mus-
kulatur (Magnesium), die Blutbildung
(Eisen und Mangan) sowie Blutgerinnung (Calcium) und der Knochenaufbau hängen entscheidend von diesen Verbindungen ab.

Geruchs- und Geschmacksstoffe

Diese Substanzen werden häufig auch als Bukett- oder Aromastoffe bezeichnet. Mehr als 900 verschiedene Verbindungen sollen
für den individuellen Geschmackseindruck eines Weines verantwortlich sein. Zu den Bukettstoffen im Wein gehören Restzucker,
Säuren, Alkohol, Glycerin, die phenolischen Verbindungen, Mineralstoffe sowie viele sogenannte flüchtige Aromastoffe.

   Das Zusammenwirken aller Inhaltsstoffe bildet das Geschmackserlebnis beim Wein, das verständlicherweise bei jedem
Menschen individuell geprägt ist.

Biogene Amine

Diese Verbindungen entstehen aus Eiweißbausteinen (Amino-
säuren). Sie sind im Wein zwar wenig enthalten, spielen aber für
empfindliche Menschen wegen möglicher allergischer Reaktionen

eine Rolle. Histamin kommt normalerweise in geringer Konzentration von weniger als 1 Milligramm vor, bei einigen Rotweinen in einer Menge von bis zu 20 Milligramm.

Phenolische Verbindungen

Polyphenole sind aufgrund ihrer Wirkungen im Organismus die am meisten beachteten Naturstoffe der vergangenen Zeit. Ursprünglich lediglich als Farb- oder Geschmacksstoffe (Bitterstoffe) eingestuft, schätzt man sie heute als wichtige Antioxidantien, die im Körper gegen »freie Radikale« als biologischer Abwehrstoff wirken.

Polyphenole – die vielbeachteten Immunstoffe der Trauben helfen auch dem Menschen, gesund zu bleiben

Mehrere hundert phenolische Verbindungen sind mittlerweile bekannt, dazu gehören die Flavonoide, die vor nunmehr 60 Jahren entdeckt wurden. Diese Stoffe gibt es in vielen pflanzlichen Nahrungsmitteln wie z. B. in Getreide, Früchten, Soja und dem grünen Tee, um nur einige zu nennen.

Im Wein konnte man bislang nachweisen:

- *Resveratrol:* verringert die Thrombosegefahr durch eine Wirkung auf die Blutplättchen, ist seit langem in der asiatischen Heilkunde wegen seiner guten entzündungshemmenden Wirkung bekannt, entsteht vor allem in feuchteren Jahren und besitzt eine das Krebswachstum hemmende Wirkung.
- *Quercetin:* dieser Stoff wirkt wie das Resveratrol auf die Blutgerinnung und wird vor allem in sonnigen Jahren von den Beeren gebildet. Außerdem besitzt es krebshemmende Wirkung.
- *Catechine:* sind besonders gute antioxidativ wirkende Verbindungen. Das Catechin selbst besitzt außerdem eine gute Herzinfarkt-Schutzwirkung.

Auch die Gerbstoffe gehören in die Gruppe der Polyphenole – der bekannteste Stoff ist das Tannin. Dieses kommt in einigen Rotweinen in höherer Konzentration vor und kann bei empfindlichen Menschen Beschwerden wie zum Beispiel Herzrhythmusstörungen und Kopfschmerzen hervorrufen.

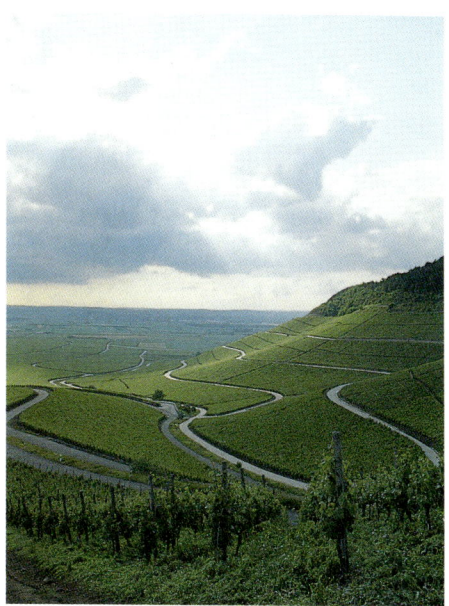

Polyphenole sind natürliche Produkte der Traube

Vor allem in der Beerenhaut und den Kernen findet man die Polyphenole in unterschiedlichsten Mengen. Das ist verständlich, denn sie sind wichtiger Bestandteil des Immunsystems der Pflanze.

Weinberge bei Würzburg

Die Reben bilden Polyphenole zum Schutz vor Krankheiten. Je nachdem, wieviel »Streß« die Beeren im Reifungsprozeß ausgesetzt sind, produzieren sie mehr oder weniger Abwehrstoffe. Streß, das können Infektionskrankheiten oder Parasitenbefall sein, aber auch klimatische Belastungen, die das Wachstum der Beeren beeinträchtigen.

Weinausbau und der Gehalt an Polyphenolen

Aufgrund anderer Herstellungsverfahren (Maischegärung und Barriqueausbau) haben ca. 20 Prozent der Rotweine eine höhere Konzentration an bestimmten Phenolen (vor allem Resveratrol) als Weißweine.

Untersuchungen durch Prof. Wamhoff (Universität Bonn) an deutschen Weinen haben ergeben, daß auch die Weißweine Polyphenole enthalten, jedoch in niedrigerer Konzentration.

Damit ist allerdings noch keine Aussage über die biologische Aktivität der Verbindungen im Organismus getroffen, ein Problem, das die Wissenschaft noch weiter beschäftigen wird.

Freie Radikale – nützliche Verbindungen im Körper

Der Begriff freie Radikale kommt aus der klinischen Chemie. Man versteht darunter reaktionsfähige Sauerstoffmoleküle, die aufgrund eines fehlenden Elektrons in der Atomhülle auf der Suche nach »Partnern« im Körper sind.

Freie Radikale können mit der Nahrung aufgenommen werden. Sie entstehen aber auch im Organismus beim Absterben der Körperzellen, vor allem dann, wenn eine Erkrankung vorliegt wie z. B. eine Virusinfektion. Die freien Radikale gelten heute allgemein als schädlich, aber wie fast immer haben auch diese Verbindungen durchaus wichtige positive Funktionen im Stoffwechselgeschehen. So ist z. B. der Sauerstoff in der Atemluft besonders reaktionsträge. Erst durch das Andocken der freien Radikale beginnt er seine Arbeit im Körper. Sie sind weiter beteiligt an der Organdurchblutung, der Erregungsleitung in den Nerven, der Hormonabgabe sowie der Abwehr von Krankheiten (Immunsystem).

Freie Radikale sind wichtige Antreiber des Stoffwechsels – erst bei Störungen des biologischen Gleichgewichts können sie gefährlich werden

Erst wenn der Körper durch irgendwelche Veränderungen die freien Radikale nicht mehr binden kann, werden sie zu einer Gefahr für den Organismus, ihre Aktivitäten können dann außer Kontrolle geraten und Krankheiten hervorrufen. Sie schwächen das Immunsystem und werden verantwortlich gemacht für das Entstehen von Krebserkrankungen. Freie Radikale vagabundieren durch den Körper auf der Suche nach einer Bindungsmöglichkeit, sie greifen den Organismus an den verschiedensten Stellen an, verursachen tiefgreifende Schäden und sorgen so unter anderem auch für den Prozeß des körperlichen Verfalls, den wir als »Altern« bezeichnen. Als Ursache für die unkontrollierten Aktivitäten der freien Radikale werden andauernde körperliche und seelische Belastung (Streß), Vitaminmangel, schädliche Umwelteinflüsse sowie Infektionen angenommen (20).

Antioxidantien contra freie Radikale

Die medizinische Wissenschaft weiß heute, daß die Aggressivität der freien Radikale durch andere Teilchen im Körper gebremst werden kann. Diese Teilchen nennt man Antioxidantien.

Dazu gehören viele Substanzen, z. B. das Vitamin C, das Beta-carotin in verschiedenen Gemüsen und Früchten, das Vitamin E in Getreideprodukten, die Catechine in verschiedenen Teesorten und die Polyphenole.

Wein enthält eine Vielzahl antioxidativ wirkender Substanzen wie Polyphenole oder auch Vitamin C. Das liegt zum einen an der schonenden Herstellung, bei der die Inhaltsstoffe des Mostes nicht zerstört werden. In der Kombination mit Alkohol scheinen die Radikalenfänger im Wein außerdem eine besonders gute biologische Wirksamkeit zu haben (11).

Alkohol

Im Wein findet man verschiedene alkoholische Verbindungen. Mit einem Anteil von ca. 50–150 g pro Liter ist das Äthanol der wichtigste Alkohol. Andere alkoholische Verbindungen kommen nur in geringsten Mengen vor, wie z. B. der Methylalkohol.

Zur Gruppe der Alkohole gehört auch das Glycerin, eine wichtige Verbindung aus der Gruppe der sogenannten Fuselöle, die natürlicherweise im Wein vorkommen können und gute Geschmacksträger sind. Glycerin hat außerdem eine verdauungsfördernde Wirkung.

Alkohol ist eine natürliche Verbindung, die der Körper verarbeiten kann, wenn maßvoll getrunken wird

Der Weg des Alkohols im Körper

Äthanol (auch Äthylalkohol) ist eine Verbindung, die unser Körper kennt. Er entsteht in kleinen Mengen, z. B. bei der Arbeit der Darmbakterien. Die Leber hält natürliche Hilfsmittel bereit, mit denen Äthanol abgebaut werden kann.

Alkohol wird im Körper bereits in geringen Mengen in der Mundschleimhaut resorbiert (ins Blut aufgenommen) und so im Körper verteilt. Der Alkohol gelangt dann in den Magen. Dort beginnt ein körpereigenes Enzym, die Alkoholdehydrogenase (ADH), mit der Zerlegung und dem Abbau des Alkohols.

Man schätzt, daß etwa 10–20 Prozent der aufgenommenen Alkoholmenge so verstoffwechselt wird.

Untersuchungen haben ergeben, daß ADH bei Frauen in einer deutlich niedrigeren Konzentration als bei Männern vorkommt. Dieses erklärt, warum Frauen schneller die Wirkung des Alkohols spüren und tatsächlich weniger »vertragen« als Männer.

Der größte Teil des aufgenommenen Alkohols gelangt in den Dünndarm, über die Darmwand ins Blut und so zur Leber, der Entgiftungszentrale des Körpers – nicht nur für Alkohol, sondern auch für viele andere schädliche Substanzen.

Durch zuviel Alkohol gerät der Stoffwechsel aus den Fugen und komplizierte Regelkreise verlieren ihre Ordnung

Die Abbauleistung der Leber ist begrenzt. Etwa 10 Gramm Alkohol in der Stunde können verarbeitet werden, das entspricht etwa 0,1 Liter eines 11 prozentigen Weines.

In der Leberzelle entsteht Fett, das gespeichert wird (Fettleber), oder andere Verbindungen, die über Niere und Darm ausgeschieden werden.

Wirkungsweise des Alkohols

Trinkt man zuviel Alkohol in zu kurzer Zeit, schafft die Leber den Abbau nicht, der Alkohol gelangt über das Blut ins Nervensystem und dort treten dann die bekannten Symptome wie Schwindel,

Benommenheit, Störung der Gangsicherheit, der Sprache sowie Kopfschmerzen und Übelkeit auf. Ein Teil des Alkohols erreicht die Lunge und kann über die Atemluft nachgewiesen werden (Alkoholtest).

Zuviel Alkohol hat noch viele Stunden nach dem Konsum Auswirkungen auf den Körper, die landläufig als »Kater« bezeichnet werden.

Dazu gehört der »Nachdurst«, eine Reaktion des Körpers auf den massiven Eingriff in den Wasser- und Salzhaushalt. Das Verlangen nach einem Hering oder der Essiggurke ist ein Versuch der Gegensteuerung.

Organische Schäden bei Alkoholmißbrauch

Die akuten Symptome des Alkoholmißbrauchs verschwinden nach einigen Tagen wieder, Organschädigungen sind nicht sofort vorhanden, sondern bilden sich erst als Folge des chronischen Mißbrauchs aus.

Die ersten Gläser, die Du trinkst, sind Lämmerblut: sie stimmen sanft; die folgenden Tigerblut: sie treiben zur Wut; die letzten Schweineblut: man wälzt sich danach im Kote.
NEAPOLITANISCHES SPRICHWORT

So wird die Gefahr durch die betroffenen Trinker oft verkannt und verharmlost. Die Probleme alkoholkranker Menschen machen deutlich, daß jeder Alkoholkonsument über den vorteilbringenden Konsum einerseits und den Mißbrauch andererseits informiert sein sollte.

Zuviel Alkohol über einen längeren Zeitraum konsumiert, schädigt massiv den Organismus, vor allem Leber und Bauchspeicheldrüse. Aber auch das Immun- und das Nervensystem weisen bald erhebliche Defekte auf. Ebenso können Krebserkrankungen die Folge eines Mißbrauchs sein.

Wird die Alkoholkrankheit nicht erfolgreich bekämpft, entsteht mit der Zeit ein chronischer Verfall des Menschen mit schlechtester Prognose.

Positive Wirkungen des maßvollen Alkoholgenusses

Inzwischen liegen genügend internationale Studien vor, die die Vorteile des maßvollen Alkoholkonsums belegen. Die USA haben aufgrund der erstaunlichen wissenschaftlichen Ergebnisse ihre Alkoholpolitik überdacht. In den Empfehlungen des Gesundheitsministeriums aus dem Jahre 1995 wird erstmals von offizieller Seite der moderate Alkoholkonsum zum Essen ausdrücklich positiv bewertet.

Vor allem der Weingenuß kann gesundheitsfördernd sein: Es kommt allerdings darauf an, wieviel man trinkt, was man trinkt und wer den Alkohol trinkt.

Menschen, die an bestimmten Grunderkrankungen leiden oder regelmäßig Medikamente einnehmen müssen, sollten vorsichtig sein. Im Zweifelsfall ist eine Rücksprache mit dem behandelnden Arzt erforderlich.

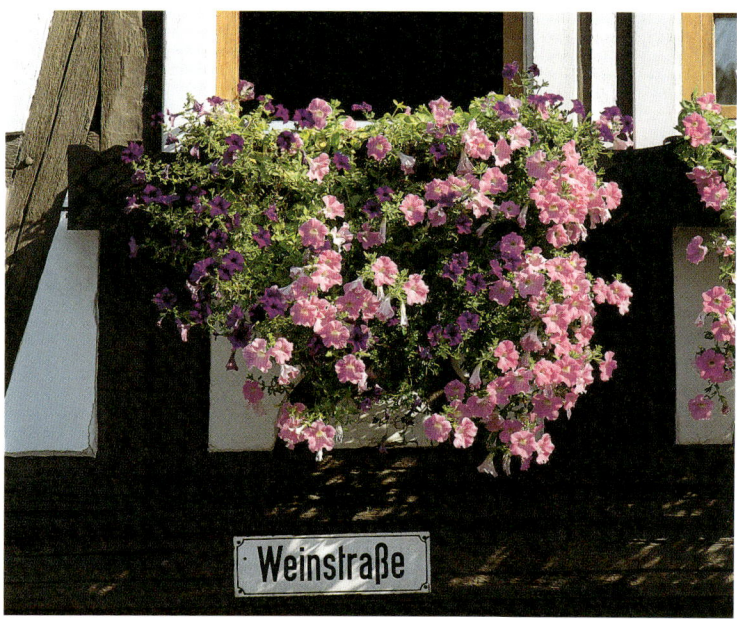

Die Weinstraße in Rheinland-Pfalz ist berühmt für ihre Weine und auch ihre Feste

Wein und der menschliche Organismus

Auf den folgenden Seiten werden einzelne Organsysteme des Körpers vorgestellt und die Wirkung des Weins auf ihre Funktion erläutert. Einige Literaturhinweise sind in Klammern hinzugefügt, falls ein Interesse an weiteren Informationen besteht. Die Zahlen in der Klammer beziehen sich auf das Literaturverzeichnis hinten im Buch.

Die Ausführungen enthalten einige Weinempfehlungen, die aus der Literatur übernommen wurden oder auf eigenen Erfahrungen beruhen.

Wissenschaftliche Studien zu der Wirkungsweise einzelner Rebsorten sind kaum durchgeführt worden. Die Weinempfehlungen sollen nicht als Ersatz für Medikamente oder den Arztbesuch verstanden werden. Sie enthalten aber Erfahrungswerte, die helfen können, den Heilungsprozeß zu unterstützen.

Trink
Wein, und Du
wirst gesund sein!
HIPPOKRATES
ca. 400
v. Chr.

Die Dänische Weinstudie

Geahnt haben das die Weinliebhaber schon immer – der saloppe Spruch »Es gibt viele alte Weintrinker, aber wenig alte Ärzte« ist in seiner tieferen Bedeutung nicht mehr von der Hand zu weisen, vorausgesetzt natürlich, Ärzte trinken wenig Wein.

Eine großangelegte Studie des Amerikaners Dr. A. Klatsky hat bereits vor Jahren festgestellt, daß Weintrinker seltener an Herzerkrankungen leiden als die Konsumenten anderer Getränke.

Mäßig
getrunken ist der
Wein eine Arznei, die
im Alter verjüngt, den
Kranken gesund und
den Armen reich
macht.
PLATO

Später belegte die Dänische Weinstudie aus der Klinik für Präventivmedizin der Universität Kopenhagen eindrucksvoll die lebensverlängernde Wirkung des moderaten Weingenusses. Die Wissenschaftler beobachteten über einen Zeitraum von zwölf Jahren über 13 000 Dänen. Dabei interessierten sie u. a. die Konsumgewohnheiten beim Essen und Trinken, bestimmte Krankheiten

und die Todesursache. Die Patienten wurden in vier Gruppen ein-
geteilt: Wein-, Bier- und Schnapstrinker sowie Abstinenzler.

Das Ergebnis bei den Trinkgewohnheiten und der Sterblichkeit
überraschte die Mediziner und sorgte für großes Aufsehen.
Eigentlich hatten die Forscher erwartet, daß die Gruppe der Nicht-
trinker am gesündesten lebte, aber weit gefehlt: Weintrinker leben
länger als alle anderen. Die folgende Graphik zeigt dieses deutlich:

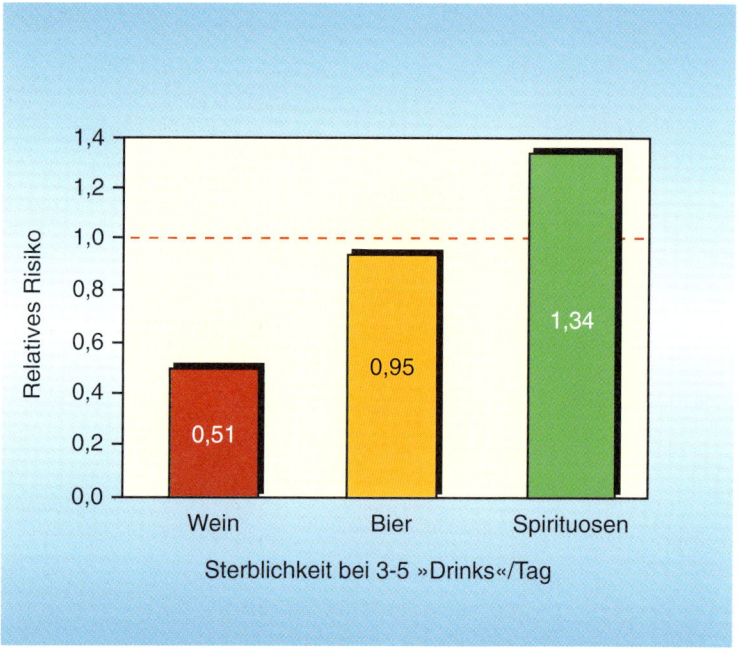

Quelle: Copenhagen City Heart Study. Groenbaek, M. u.a. BMJ 1995.
In: Informationsblatt der Deutschen Weinakademie, Mainz.

Mode-
rater Wein-
genuß verlän-
gert das
Leben

Die oft geäußerte Ansicht, daß allein der maßvolle
Alkoholgenuß eine gesundheitsfördernde Wirkung
habe und das Sterberisiko verringere, ist nicht richtig.
Wie Sie der Graphik entnehmen können, hat Wein
deutlich bessere Ergebnisse als alle anderen getesteten
Getränke.

Die Wissenschaftler haben diskutiert, ob die günstigen Daten für die Weintrinker nicht ein zufälliges Ergebnis waren. Sie wiesen darauf hin, daß Weintrinker im Schnitt gebildeter seien als andere Konsumentengruppen und sich daher gesünder ernährten und weniger rauchten.

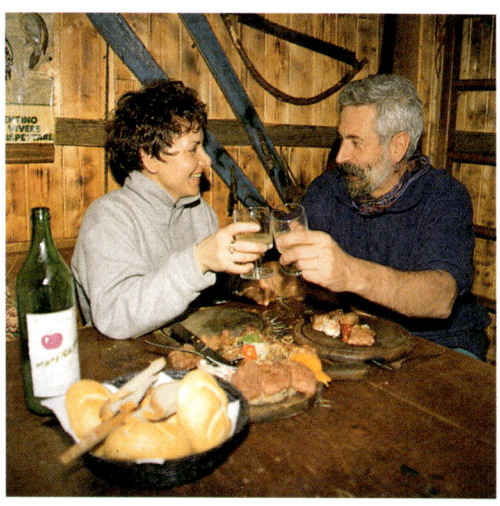

Diesen Argumenten stehen jedoch eindrucksvolle Tierversuche entgegen. Bei gleicher Ernährung hatten Kaninchen, die etwas Wein zu trinken bekamen, um die Hälfte weniger Arterienverkalkung als die Tiere, die nur Wasser tranken.

Geselligkeit bei einem Gläschen Wein weckt die Lebensgeister

Vor allem der Wein – und zu einem deutlich niedrigeren Prozentsatz auch das Bier – verringern also die Sterblichkeit an Herz-Kreislauf-Erkrankungen.

Moderater Weingenuß kann das Leben durchaus verlängern. Über die Gründe wird viel geforscht und diskutiert. Wenden wir uns also den Organen des menschlichen Körpers zu und betrachten die Wirkung des Weines im Organismus.

Das Herz – Funktion im Körper

Das Herz ist die Blutpumpe des Körpers, der Antrieb der Blutzirkulation. Seine Aufgabe ist die Versorgung der Körperzellen mit Sauerstoff. Das Herz besteht aus Muskelgewebe und hat ein eigenes Reizleitungssystem (spezialisierte Nervenfasern), das das Schlagen des Herzens, den Herzrhythmus bestimmt. Dieses System ist von verschiedenen Faktoren abhängig, so auch von einer ausreichenden Versorgung des Körpers mit Kalium, Natrium und Magnesium. Nur bei einem Gleichgewicht dieser Elektrolyte reicht die Pumpleistung des Herzens aus, um den Sauerstoffbedarf der Zellen zu decken.

Der Herzmuskel wird über die Herzkranzgefäße mit sauerstoffhaltigem Blut versorgt.

Der Herzinfarkt, Todesursache Nr. 1

In der Bundesrepublik sterben im Jahr immer noch mehr Menschen an Erkrankungen des Herz-Kreislauf-Systems als an anderen Krankheiten. Dabei ist der Herzinfarkt wohl die gefürchtetste Erkrankung, vor allem für Menschen im Alter zwischen 40 und 65 Jahren.

Bei einem Herzinfarkt kommt es zum Verschluß der Herzkranzgefäße durch ein Blutgerinnsel (Thrombus).

Die Koronare Herzerkrankung

Dem Verschluß eines Herzkranzgefäßes geht meistens eine Verkalkung der Arterien voraus, die eine Verengung und damit ein Hindernis im Blutstrom darstellt. Diese Krankheit nennt man Koronare Herzkrankheit (KHK).

Weinkonsum in sinnvollen Maßen kann die Herzsterblichkeit herabsetzen

Hat sich eine Verkalkungsstelle in einem Herzkranzgefäß gebildet, wird an dieser Stelle der Blutfluß gestört. Fließt zu wenig Blut in das nachliegende Gewebe, kommt es zu einer Sauerstoffmangelversorgung, der Körper reagiert mit Schmerzen in der Brust (Angina pectoris).

Verstopft später ein Blutgerinnsel diese Engstelle, ist ein Teil des Herzmuskels ohne Sauerstoffversorgung. Das Muskelgewebe stirbt ab, es entsteht eine Narbe, wenn die betroffene Stelle nur klein ist. Diese Narbe kann der Arzt später im EKG feststellen.

Wird ein größeres Gebiet des Herzmuskels von der Sauerstoffversorgung abgeschnitten, kann ein plötzlicher Herztod eintreten.

Risikofaktoren des Herzinfarkts

Bei einem Arztbesuch wird in dem ersten Gespräch die Todesursache der engeren Familienangehörigen erfragt. Eine KHK in der Familie erhöht deutlich das persönliche Risiko, ebenfalls daran zu erkranken.

Neben der Vererbung gibt es weitere Risikofaktoren für eine Koronare Herzkrankheit:

- Bluthochdruck,
- Zuckerkrankheit,
- erhöhte Blutfettwerte,
- Rauchen,
- Bewegungsmangel,
- falsche Ernährungsgewohnheiten (Übergewicht) und
- eine schlechte Streßbewältigung.

Das American College of Cardiology führt die Alkoholabstinenz seit 1995 offiziell unter den Risikofaktoren für Herz-Kreislauf-Erkrankungen auf.

Wie die weiteren Ausführungen zeigen werden, kann ein moderater Weingenuß einige dieser Risikofaktoren günstig beeinflussen.

> **Eine Mahlzeit ohne Wein ist wie ein Tag ohne Sonne.**
> Louis Pasteur

Wein und Herzinfarkt – French Paradox

In den 70er Jahren begannen die Mediziner vermehrt, Mortalitätsstatistiken auszuwerten. Das sind Untersuchungen über die Sterblichkeit, also die Todesursache, bei ausgewählten Patienten. In den USA beobachtete man eine hohe Rate an Herzinfarkttoten. Als später Untersuchungen anderer Industrienationen zum Vergleich herangezogen wurden, stellte man fest, daß etwa 50 Prozent weniger Franzosen am Herzinfarkt sterben als Amerikaner.

Dieses war um so erstaunlicher, da die Franzosen ja viel tierische Fette konsumieren (Butter, Pasteten etc.), rauchen und gerne Wein trinken, also vieles tun, von dem man glaubte, es sei ungesund. Das Phänomen wurde »French Paradox« genannt und im Jahre 1991 mit einer enormen Medienresonanz von Prof. Serge Renaud in einem amerikanischen Fernsehsender publik gemacht.

Beim amerikanischen Verbraucher begann ein Umden-
ken, er konsumierte mehr Wein, und die Wissenschaftler begannen ihre Aufmerksamkeit auf die
Ernährungsgewohnheiten der Menschen und deren
Einfluß auf die Herzinfarktrate zu richten.

**Regel-
mäßiger
Weinkonsum
hält das
Herz fit**

Weniger Herzinfarkte bei Weintrinkern

In der MONICA-Studie untersuchte die Weltgesundheitsorga-
nisation (WHO) 1980 den Einfluß der Nahrung auf die Herzinfarktrate westlicher Industrienationen. Es wurde deutlich, daß
sich die Länder mit weniger Herztoten vor allem durch den Weinkonsum unterschieden: In den Ländern mit einem höheren Pro-
Kopf-Konsum an Wein sterben deutlich weniger Menschen am
Herzinfarkt.

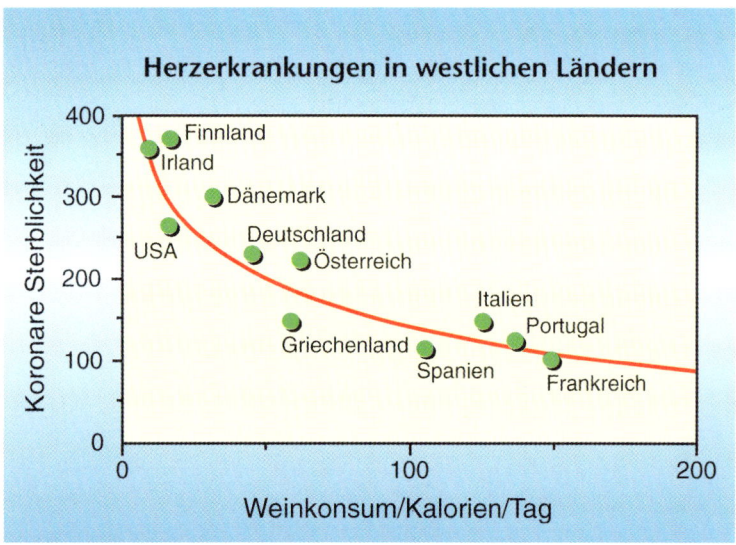

Quelle: O.I.V., Paris.
In: Informationsblatt der Deutschen Weinakademie, Mainz.

Inzwischen haben weitere Studien diese Ergebnisse modifiziert.
Wein schützt vor allem dann besonders gut, wenn er zur Mahlzeit

getrunken wird – in moderater Menge und wenn die Nahrungs-zusammensetzung stimmt. Diese Aussage gilt genauso für Weiß-wein wie für Rotwein, wie später noch gezeigt wird.

Weingenuß schützt das Herz

Die Wissenschaft ist noch dabei, die Ursachen für die positive Herz-Kreislauf-Wirkung des Weins zu untersuchen. Heute wird vor allem der Einfluß auf die Blutfette, die Blutgerinnung, die Elektro-lyte und die antioxidative Wirkung des Weins für seine positive Herz-Kreislauf-Wirkung verantwortlich gemacht.

In den westlichen Industrienationen, in denen immer noch fast die Hälfte aller Todesfälle auf Herz-Kreislauf-Erkrankungen zurück-zuführen sind, könnte maßvoller Weingenuß von nur 1-3 Gläsern Wein pro Tag diesen Prozentsatz drastisch reduzieren.

Wein wirkt ganzheitlich

Bei aller Ursachenforschung sollte man jedoch nicht die ganzheitliche Wirkung von Wein aus den Augen ver-lieren. Wir müssen davon ausgehen, daß gerade die Kombination der verschiedenen Wirkstoffe die ge-sundheitsfördernde Wirkung ausmacht. Weininhalts-stoffe in Tablettenform sind bereits auf dem Markt zu fin-den. Der Beweis ihrer biologischen Wirksamkeit fehlt bislang.

Die Wein-pille kann das Glas Wein nicht ersetzen

Wein wirkt auf den Blutfettspiegel

Moderater Weinkonsum wirkt auf den Fettstoffwechsel im Körper. Erhöhte Blutfettwerte sind nicht gleich immer ein bedenklicher Ri-sikofaktor. Vielmehr kommt es darauf an, welche Fettwerte verän-dert sind.

Dabei geht es vor allem um das Cholesterin, welches in ver-schiedenen Verbindungen im Blut nachgewiesen werden kann. Man weiß, daß dieses Blutfett in die Arterienwand eingebaut wird und es so zu einer Kalkansammlung in der Wand des Blutgefäßes kommt (12).

**Wein
reguliert den
Cholesterin-
spiegel**

Mediziner unterscheiden das »gute« HDL-Cholesterin und das »schlechte« LDL-Cholesterin. Das HDL gilt als wirkungsvoller Schutzfaktor der Arterien, ein hoher LDL-Wert erhöht das Risiko, an einer Verkalkung der Arterien zu erkranken. Viele Untersuchungen haben ergeben, daß Wein das HDL-Cholesterin anhebt und das LDL-Cholesterin senkt.

Weintrinker haben also in der Regel einen erhöhten HDL-Wert im Blut bei einem erniedrigten LDL-Wert (17). Diese Veränderung bedeutet für die Arterien des Körpers ein wirksames Mittel gegen Verkalkung und einen Schutz des Menschen vor einem drohenden Herzinfarkt.

Wein beeinflußt die Blutgerinnung

Für die Blutgerinnung sind zwei Mechanismen verantwortlich: die Thrombozyten (Blutplättchen) und das Fibrinogen, eine gerinnungsfördernde Eiweißverbindung im Blut.

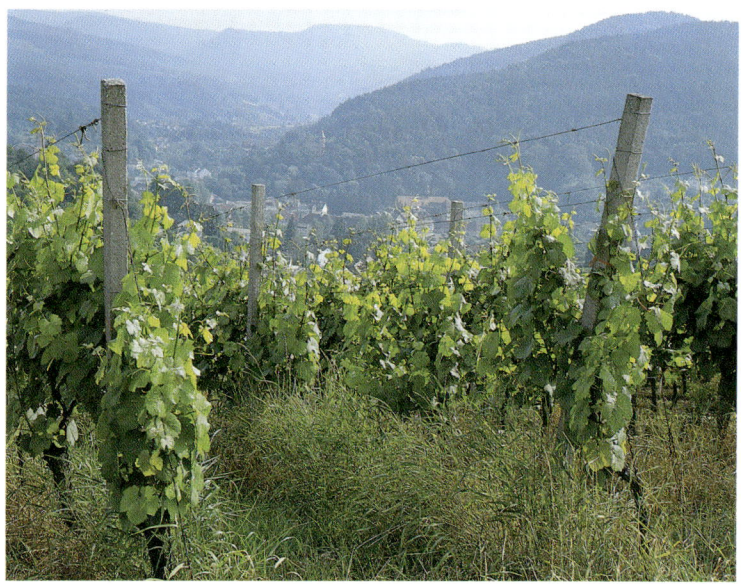

Weinspalier über Weinspalier säumt die Windungen der Mosel

Bei Patienten mit Engpässen in den Arterien oder nach überstandenem Herzinfarkt wird versucht, die Blutgerinnung durch Medikamente zu vermindern. Das Blut wird dünnflüssiger und so eine Thrombenbildung verhindert.

Aspirinähnliche Substanzen im Wein

Wein kann vor Herzinfarkt schützen, da er, ähnlich wie das Medikament Aspirin, auf die Blutplättchen (Thrombozyten) einwirkt. Die Blutgerinnung wird verlangsamt, da die Blutblättchen nicht mehr so leicht zusammenklumpen. Wein senkt außerdem die Fibrinogenkonzentration im Blutserum, eine weitere günstige Eigenschaft des Getränks.

Wein wirkt ähnlich wie das Aspirin auf die Blutgerinnung

Menschen mit einer arteriellen Verschlußkrankheit oder nach einem Herzinfarkt können, natürlich nur in Absprache mit dem behandelnden Arzt, moderat Wein trinken.

Die weitverbreitete Meinung, daß vor allem Rotweine eine herzschützende Wirkung haben, muß angesichts neuester Forschungsergebnisse richtiggestellt werden. Weißweine schützen ebenso wie Rotweine vor Arterienverkalkung, man sollte den Wein trinken, der einem besser schmeckt (20).

Weinkonsum und hoher Blutdruck

Auch der Bluthochdruck wird durch Weinkonsum beeinflußt. Patienten mit einem hohen Blutdruck wurde in früherer Zeit jeglicher Weinkonsum strikt verboten. Das sieht man heute anders.

Wein regt die Harnausscheidung an und führt zu einer Erweiterung der Blutgefäße. Mit maßvollem Weingenuß wird bei vielen Patienten ein erhöhter Blutdruck leicht gesenkt. Beachtet man bei der Einnahme blutdrucksenkender Präparate mögliche Wechselwirkungen mit Alkohol, ist also auch beim Bluthochdruck Wein erlaubt.

Nach Möglichkeit sollte man alkoholreiche Weine vermeiden, da sie bei entsprechender Veranlagung eher eine Kreislaufbelastung darstellen.

Bei Bluthochdruck sollte man sich für leichte Weiß- oder Roséweine entscheiden, da einige Rotweine aufgrund eines höheren Tanningehalts eher belastend wirken.

Auch hier ist zu beachten: nur maßvoll Wein genießen, denn bei zu hohem Alkoholkonsum steigen die Blutdruckwerte deutlich an.

Wein bei niedrigem Blutdruck

Alle meine Patienten, auch die der Dritten Klasse bekamen nämlich, nachdem sie operiert waren, Sekt, weil dieser ein hervorragendes, unschädliches Anregungsmittel für den Kreislauf ist.
Prof. Ernst Ferdinand Sauerbruch

Kreislaufstörungen können Ausdruck eines zu niedrigen Blutdrucks sein. Neben der Ankurbelung des Kreislaufs durch körperliche Bewegung kann vor allem ein Glas Sekt oder Wein schnell die Beschwerden lindern.

Der Wein sollte jung und spritzig sein, z. B. ein Riesling, Kerner oder Silvaner. Eine leichte Weinschorle kann ebenso bei niedrigem Blutdruck helfen.

Wein und Schlaganfall

Zu den gefäßbedingten Erkrankungen gehört auch der Schlaganfall. Ähnlich wie beim Herzinfarkt entwickelt sich bei einer bestimmten Form, dem ischämischen Schlaganfall, ein Verschluß eines der Blutgefäße im Gehirn. Je nach dem Gehirnteil, der von der Blutzufuhr abgeschnitten ist, entstehen beim Patienten Störungen in Sprache, Motorik und Bewußtsein.

Wie der Bluthochdruckpatient kann der schlaganfallgefährdete Patient in Absprache mit dem Arzt Wein trinken. Eine englische Studie belegt, daß in einer Beobachtungsgruppe mit einem Konsum von 1–10 Gläsern Alkohol (vor allem Wein) pro Woche deutlich weniger Schlaganfälle auftraten als in einer vergleichbaren Gruppe, die gar keinen oder deutlich mehr Alkohol trank (20).

Wegen der Gefahr einer Blutdrucksteigerung sollten schlaganfallgefährdete Patienten leichte Weiß- oder Rotweine mit niedrigem Alkoholgehalt bevorzugen.

Wein bei Durchblutungsstörungen

Wein führt zu einer leichten Erweiterung der Blutgefäße. So können Beschwerden bei nicht ausreichender Blutzufuhr gebessert werden.

Allerdings sollten leichtere Weine bevorzugt werden, das gilt vor allem für Diabetiker, die häufiger von diesem Krankheitsbild betroffen sind.

Das Verdauungssystem

Im menschlichen Verdauungstrakt wird die aufgenommene Nahrung mit den Verdauungsenzymen durchmischt und in kleinere Bestandteile zerlegt. Diese Grundbausteine der Nährstoffe gelangen durch die Darmwand ins Blut und dienen dem Körper zum Aufbau des eigenen Körpers und zur Energiegewinnung.

Im Magen wird der Nahrungsbrei mit dem stark säurehaltigen Magensaft vermischt. Neben der Säure bildet die Magenschleimhaut außerdem den »intrinsic factor«. Das ist eine Verbindung, die der Körper benötigt, um das für die Blutbildung notwendige Vitamin B_{12} aus der Nahrung gewinnen zu können. Ohne dieses Vitamin kann es zu Blutarmut (Anämie) kommen.

Weine sind daher zurecht unter den Arzneien oder die arzneilichen Nahrungsmittel zu zählen, wodurch die Verdauung und die Ausscheidung vortrefflich gefördert wird.
FRIEDRICH HOFFMANN

Im Dünndarm werden die Nährstoffe Eiweiß, Kohlenhydrate und Fette mit Hilfe der Verdauungsenzyme aus Leber und Bauchspeicheldrüse verarbeitet und die Spaltprodukte über die Darmwand ins Blut übernommen.

Wein und die Verdauung

Wein wird am besten zum Essen getrunken. So ist erst einmal sichergestellt, daß ein Teil des getrunkenen Alkohols bereits abgebaut wird und auf diese Weise nicht komplett in die Blutbahn gelangt. Dieses gilt vor allem bei fetthaltiger Nahrung.

Bekannt ist sicherlich vielen der »Trick«, vor einem geplanten Zechgelage eingelegte Ölsardinen zu verspeisen, um mit Hilfe dieser fettreichen Nahrung später den Alkohol besser zu vertragen. Offensichtlich werden aber auch die Nährstoffe in der Nahrung besser vom Körper aufgenommen, wenn Wein zum Essen genossen wird (1).

Wein als Säurelocker

Auch müßtest Du bei Magenleiden, den Wein aus sauren Lagen meiden.
Eugen Roth

Im Magen wirkt Wein als »Säurelocker«, d. h. er verstärkt die Produktion von Salzsäure in den Drüsen der Magenschleimhaut. Dadurch wird dem Körper die Verdauung der zugeführten Nahrung erleichtert. Unerwünschte, krank machende Bakterien in der Nahrung werden außerdem durch die aggressive Salzsäure zerstört und die Struktur des Nahrungseiweißes aufgebrochen (12).

Bei allzu säurebetonten Weinen kann es bei empfindlichen Menschen zu Magenschmerzen oder kolikartigen Beschwerden kommen. Hier sollten säurearme Rot- oder Weißweine bevorzugt werden wie z. B. ein Silvaner, ein Traminer oder ein Dornfelder.

Wein erhöht die Durchblutung der Verdauungswege

Wein führt zu einer verstärkten Durchblutung der Magenwände, spürbar an einem Wärmegefühl im Oberbauch. Über die verstärkte Durchblutung wird auch der »intrinsic factor« erhöht und so die Bildung der roten Blutkörperchen angeregt. Das kann vor allem für geschwächte oder bereits seit längerem kranke Menschen ein positiver Effekt sein. Generell kann man sagen, daß Wein die Durchblutung des Darmtrakts erhöht und die Funktion der Verdauungsdrüsen anregt. Es werden vermehrt Verdauungssäfte von Bauchspeicheldrüse und Leber ausgeschüttet. Wein erhöht die Kontraktionen (das rhythmische Zusammenziehen) der Magen- und Darmwand und fördert so die Durchmischung der Nahrung.

Der richtige Wein kann gegen Verstopfung helfen

Wein bei Verstopfung

Da Wein die Darmtätigkeit auf so vielfältige Weise anregt, sollten Menschen mit einer Neigung zur Darmträgheit neben ihrer ballaststoffreichen Nahrung ruhig Wein zum Essen trinken.

Genuß glycerinreicher Weine (extraktreiche Weine wie Auslesen) z. B. anstelle eines Desserts kann leicht abführend wirken. Säurebetonte Weine (z. B. ein Riesling) zum Essen können außerdem die Peristaltik des Darmes anregen.

Wein bei Appetitlosigkeit

Als Aperitif dient der erste Schluck Wein vor einem Essen der Appetitanregung und aktiviert die Verdauungsdrüsen. Vor allem für Menschen, die unter Appetitlosigkeit leiden, kann ein restsüßes Glas Wein einer fruchtigen Spät- oder Auslese zu Beginn der Nahrungsaufnahme besonders wohltuend wirken. Älteren oder geschwächten Menschen, die nicht mehr gerne Nahrung zu sich nehmen, können so wenigstens einige Nährstoffe zugeführt werden.

Da Wein das Wohlbefinden erhöht, ist es einen Versuch wert, mit Wein die Lust des Patienten herauszufordern, überhaupt etwas zu essen. Wichtig ist natürlich, daß die Speisen und der Wein geschmacklich harmonieren. Empfohlen werden vor allem restsüße Weißweine.

Es ist schädlich, nüchtern Wein zu trinken. Man soll nur Wein trinken, wenn man gegessen hat.
PLINIUS

Wein bei säureempfindlichem Magen

Immer mehr Menschen klagen über einen säureempfindlichen Magen. Hier kann Alkohol die Beschwerden generell verschlechtern. Deswegen sollte der betroffene Weintrinker einmal auf den Alkoholgehalt des Weines achten, also Weine mit niedrigem Alkoholwert wählen und vor allem nicht auf nüchternen Magen trinken.

Empfindliche Menschen sollten Rebsorten mit weniger Säure bevorzugen, die eher keine Beschwerden hervorrufen, wie z. B. Müller-Thurgau Weißwein oder ein leichter Rotwein, z. B. ein Portugieser. Darüber hinaus sollten sie die Verträglichkeit älterer Weine testen, die in der Regel weniger Säure aufweisen als junge Weine.

Patienten mit einer Magenschleimhautentzündung (Gastritis) verspüren manchmal einen Widerwillen gegen alkoholische Getränke. Dieses Signal des Körpers sollte beachtet werden und ein Weinkonsum unterbleiben.

Wein kann aber auch für einige Zeit das Schmerzgefühl bei dieser Magenerkrankung unterdrücken. Die individuelle Reaktion des Körpers ist sehr verschieden (12).

Wein bei Magensäuremangel

Bei älteren Menschen läßt die Produktion der Magensäure sowie anderer Verdauungssäfte naturgegeben nach. Die Nahrung wird schwerer verdaulich, und nach dem Essen verspüren die Menschen oftmals ein unangenehmes Völlegefühl, das über Stunden anhalten kann. Gerade diesen Patienten hilft das Glas Wein zum Essen besonders gut.

> Bei Magensäuremangel sollten säurebetonte Weine ausgewählt werden, z. B. Riesling- oder Burgunderweine.

Wein und Durchfallerkrankungen

Liegt eine Durchfallerkrankung vor, können trockene, reife Rotweine die Beschwerden lindern. Sie wirken krampflösend auf den Dickdarm und wirken desinfizierend auf die Keime in Magen und Darm (7). Interessanter ist in diesem Zusammenhang allerdings die vorbeugende Wirkung des Weins.

Wein schützt vor Darminfektionen, da er Krankheitserreger wirkungsvoll abtötet

Wein desinfiziert

Die aseptische (keimabtötende) Wirkung des Weins ist seit vielen Jahrhunderten bekannt und heute mittels wissenschaftlicher Untersuchungen bewiesen.

Nach einer Choleraepidemie in Paris war aufgefallen, daß Weintrinker eine bessere Chance hatten, die Seuche zu überleben. Man erinnerte sich an ähnliche Berichte aus dem Mittelalter und ging der Sache weiter nach.

In einem äußerst mutigen Selbstversuch bewies der österreichische Arzt Alois Pick die starke desinfizierende Wirkung des Weins.

Er trank ein Glas Wasser, das mit Cholerabakterien verseucht war, nachdem er 30 Prozent Wein zugesetzt hatte. Entgegen aller Voraussagen erkrankte er nicht.

Spätere Versuche ergaben, daß der Wein die Cholerakeime innerhalb von zehn Minuten abgetötet hatte. Dabei zeigt der Wein eine weitaus höhere bakterienabtötende Wirkung als eine gleich starke Lösung aus reinem Alkohol und Wasser. Es ist also nicht der Alkohol im Wein, der die Durchfallbakterien abtötet. Vermutlich sind es eher die Säuren im Wein, z. B. die Milchsäure, die nach der Gärung entsteht, sowie bestimmte Gerbsäuren (z. B. Tannine).

Interessanterweise haben ältere Weine eine stärkere antibakterielle Wirkung als jüngere Jahrgänge.

Wein – ein natürliches Antibiotikum

Anfang der 50er Jahre verglich der französische Wissenschaftler Masquelier Wein und Penicillin. Er konnte bei seinen Studien feststellen, daß Rotwein, im Verhältnis 1:4 mit Wasser verdünnt, dieselbe bakterientötende Wirkung hat wie 5 Einheiten Penicillin.

Die Griechen und Römer taten im Altertum also genau das Richtige, als sie bei der Wundversorgung ihrer Krieger Wein einsetzten.

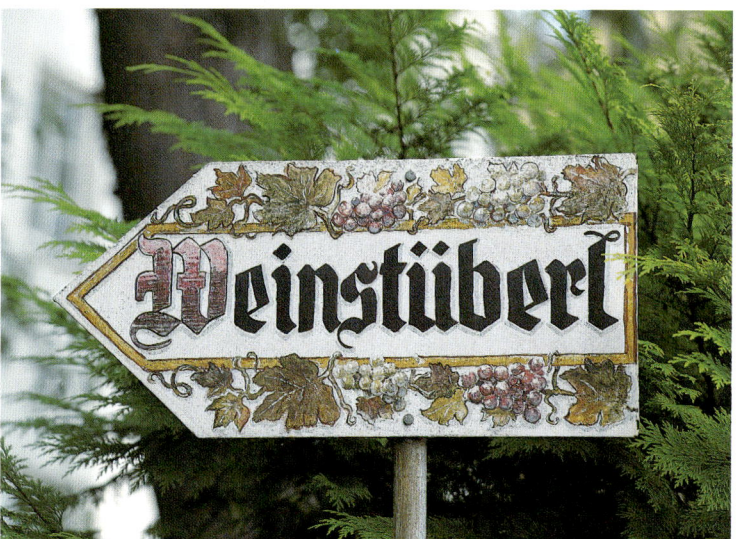

Diesem Hinweisschild darf man getrost folgen

Wein schützt vor Nahrungsmittelvergiftungen

Wer Austern ißt, weiß, daß immer ein Glas Weißwein dazu serviert wird. Der tiefere Sinn liegt in der desinfizierenden Wirkung des Weins, die inzwischen bewiesen ist.

Forscher der Universität von West-Virginia, USA, veröffentlichten 1996 eine wissenschaftliche Studie über die keimabtötende Wirkung von Wein. Besser als alle Mittel gegen Reisedurchfall bekämpft Wein die Erreger von Urlaubskomplikationen wie Colibakterien und Salmonellen; selbst Hepatitis-A-Viren sterben in der Weinlösung. (Sie sollten aber dennoch besser einer Impfung vertrauen.)

Wein ist ein sinnvoller Essensbegleiter, auch im Urlaub und auf Reisen

Die Leber als Verdauungsdrüse

Die Leber ist im Körper die wichtigste Entgiftungszentrale des Stoffwechsels. Eine besondere Ader sammelt das Blut aus dem Darmbereich, die alle resorbierten Stoffe der Nahrung enthält. Diese werden direkt in die Leber geführt und dort zu neuen Verbindungen aufgebaut, die der Körper für die Bildung neuer Zellen benötigt (Baustoffwechsel).

Die Leber entsorgt aber auch die Stoffe, die nicht mehr benötigt werden (Harnstoff und Harnsäure entstehen) oder die den Körper schädigen können, wie z. B. der Alkohol, bestimmte Medikamente und Gifte.

Die Leber ist am Aufbau der Gerinnungsfaktoren des Blutes beteiligt und bildet die Gallensäuren, die für die Fettverdauung wichtig sind und in der Gallenblase gespeichert werden.

Wein fördert die Arbeit der Leberzellen

Wein steigert die Bildung der Gallensäuren in der Leberzelle. Dieses verbessert vor allem die Verträglichkeit fetthaltiger Mahlzeiten. Kleine Weinmengen regen die Entgiftungsfunktion der Leber an, da der Blutfluß durch die Leber erhöht wird.

Weinkonsum in Maßen wird eine gesunde Leber nicht schädigen

Weingenuß schadet der gesunden Leber nicht

Ein maßvoller Weinkonsum beeinflußt nicht die normale Leber-funktion. Die Freiburger Weinstudie zeigt, daß bei einem tägli-chen Konsum von 0,5 Liter Wein (30 g Alkohol) am Abend bei den Testtrinkern keinerlei negative Veränderungen des Leberstoff-wechsels beobachtet werden konnten.

Alkoholmißbrauch schädigt die Leber

Der übermäßige Alkoholgenuß über einen längeren Zeitraum schädigt die Leberzelle allerdings erheblich. So ist Weinkonsum bei vielen Lebererkrankungen untersagt. Dieses strikte Verbot gilt be-sonders dann, wenn Alkohol die Ursache für den Leberschaden ist.

Die Leberfunktion kann der Arzt leicht über-prüfen

Den Grad der Leberschädigung bestimmt der Arzt durch die Leberwerte, Transaminasen genannt. Das sind Sub-stanzen, die in der Leberzelle vorkommen. Stirbt die Leberzelle ab, z. B. durch Alkoholmißbrauch, Hepatitis oder andere Erkrankungen, gelangen diese Stoffe ins Blut.

Nicht jede Erhöhung der Leberwerte ist gleichbedeu-tend mit Alkoholmißbrauch. Andere Krankheiten oder Einwir-kungen von schädlichen Stoffen zeigen gleiche Veränderungen der Laborwerte.

Leberzellen können sich erholen

Beginnende alkoholbedingte Leberzellschäden (Fettleber) heilen durch sofortige Abstinenz in der Regel allmählich wieder aus.

Die Regenerationsfähigkeit des erkrankten Organs ist in der Regel sehr gut. Ob allerdings nach der Ausheilung der Krankheit wieder Wein getrunken werden darf, muß der Arzt entscheiden.

Einige Weinfreunde legen von Zeit zu Zeit ein oder zwei alko-holfreie Wochen ein. Damit möchten sie der Gewöhnung des Kör-pers an den Alkohol entgegenwirken. Dieses ist ein durchaus sinn-volles Vorgehen, wenn wirklich täglich Wein konsumiert wird.

Wein und Gallensteine

Die Galle wird in der Leberzelle gebildet und in der Gallenblase gespeichert. Je nach dem Fettgehalt der Nahrung gibt die Gallenblase Flüssigkeit in den Dünndarm ab. Im Laufe vieler Jahre können sich Gallensteine bilden, 80 Prozent davon sind Cholesterinsteine. Weingenuß kann der Bildung dieser Steine vorbeugen und so den einen oder anderen vor einer schmerzhaften Kolik bewahren (11).

> **Stört mal ein Steinchen Deine Galle, hilft ein Rezept in jedem Falle: Des öftern ein Tröpfchen Wein, denn steter Tropfen höhlt den Stein**
> SIEGFRIED WEISS (24)

Sind bereits Gallensteine vorhanden, kann allerdings bei zu hohem Alkoholkonsum eine Kolik ausgelöst werden.

Die Bauchspeicheldrüse

Die Bauchspeicheldrüse ist ein Organ mit doppelter Funktion. Sie ist erst einmal Hormondrüse, da sie die Hormone Insulin und Glukagon für die Regulierung des Blutzuckerspiegels bildet. Außerdem ist sie darüber hinaus wichtige Vedauungsdrüse mit der Bildung des Bauchspeichels, der zahlreiche Verdauungsenzyme für die Fett-, Eiweiß- und Kohlenhydratverdauung enthält.

Wein regt die Bauchspeichelbildung an

Moderater Weinkonsum regt die Bauchspeicheldrüse in ihrer Funktion als Verdauungsdrüse an. Durch die gesteigerte Durchblutung werden vermehrt Enzyme gebildet, mit denen die mit der Nahrung aufgenommenen Nährstoffe verdaut werden. Also kann man auch hier eine verbesserte Ausbeute einzelner Nahrungsbestandteile erwarten.

> **Vorsicht bei Bauchspeicheldrüsenentzündung**

Alkoholmißbrauch kann zu einer akuten Entzündung der Bauchspeicheldrüse führen. Bei dieser lebensbedrohlichen Erkrankung verbietet sich jeder Weinkosum.

Wein und Zuckerkrankheit

Bei der Zuckerkrankheit liegt eine Störung im Blutzucker-Insulin-Stoffwechsel vor. Ein zu hoher Blutzucker führt über lange Jahre zu einer Schädigung vieler Organe im Körper (Niere, Augen, kleine Arterien). Daher müssen die betroffenen Patienten diszipliniert eine Diät einhalten und regelmäßig Medikamente nehmen.

Die Haltung zum Weinkonsum bei Diabetes ist toleranter geworden. Man geht heute davon aus, daß maßvoller Weinkonsum den Insulinspiegel gar nicht oder sogar positiv beeinflußt (12).

Bei moderatem Weingenuß steigt nach neueren Erkenntnissen der Insulinspiegel leicht an, während der Blutzucker absinkt.

Halbtrockene Weine auch für Diabetiker

Ursprünglich waren dem Diabetiker, wenn überhaupt, nur ganz trockene Weine mit wenig Restsüße erlaubt. Der Genuß blieb dabei für einige Konsumenten allerdings hinter den Erwartungen zurück, und der höhere Alkoholanteil der Weine reduzierte die Trinkmenge.

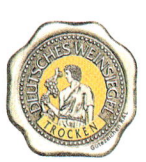

Inzwischen dürfen Diabetiker auch Weine mit höherer Restsüße trinken. Neue gärtechnische Methoden erlauben dem Kellermeister, die alkoholische Gärung so zu beeinflussen, daß erst die unerwünschte Glukose von den Hefepilzen verbraucht wird. So gibt es heute halbtrockene Weine mit einem höheren Fruktosegehalt, die der Diabetiker unbesorgt trinken kann.

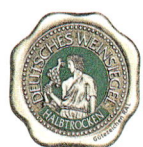

Besonderes Weinsiegel für Diabetikerweine

Weine für Diabetiker weisen die für ihn wichtigen Informationen auf dem Rückenetikett der Flasche aus. Nach besonderen Vorgaben ausgesuchte Weine tragen ein spezielles DLG (Deutsche Landwirtschafts-Gesellschaft)-Zertifikat mit einer ausführlichen chemischen Analyse, die dem Patienten die Anrechnung des Weins auf seinen Kohlenhydrathaushalt sehr erleichtern.

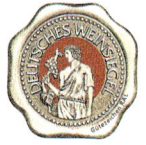

Das Zertifikat wird nach einer amtlichen Sonderprüfung von einer sachkundigen Weinsiegelkommission vergeben und stellt eine zusätzliche Sicherheit für den Patienten dar. Der ausgewählte Wein muß natürlich in den Diätplan eingeplant werden.

Diabetikerweine dürfen bis zu 20 Gramm Gesamtzucker enthalten, davon maximal 4 Gramm Glukose. Der Alkoholgehalt ist auf höchstens 12 Prozent Volumen beschränkt.

> Verbraucher, die bislang dem Vermerk auf dem Rücken-etikett »für Diabetiker geeignet« vertraut haben, wenn sie einen besonders trockenen Wein kaufen wollten, müssen nun umdenken.

Neuerdings tragen die ausgezeichneten Flaschen anstelle des Weinsiegels eine Kapsel, auf deren Oberseite das bekannte Weinsiegel in den Farben gelb (trocken), grün (halbtrocken) oder rot (lieblich) aufgedruckt ist.

Wein entgiftet den Körper

Die gesteigerte Durchblutung von Leber und Niere erhöht natürlich die Giftausscheidung des Körpers, eine Entschlackung, die durchaus erwünscht ist. Die Schrothkur – eine besondere Form der Fastenkur – nützt diese Wirkung des Weins im besonderen Maße.

Wein bei Schlankheitskuren

Wein stimuliert den Appetit, das gilt vor allem für den Genuß vor dem Essen. Auf diesen sollte der gewichtsbewußte Esser also verzichten. Dennoch: Weingenuß und Gewichtsabnahme sind kein Widerspruch, im Gegenteil!

Kein Widerspruch: schlank mit Wein!

Bereits in den 60er Jahren hat der amerikanische Forscher Giorgio Lolli beobachtet, daß Weintrinker besonders erfolgreich abnehmen. Auch in der Freiburger Weinstudie reduzierte die Gruppe, die jeden Abend 0,5 Liter Weißwein trank, während der sechs Wochen im Schnitt ihr Gewicht um 1,5 Kilogramm. Diese Gewichtsabnahme bei gleichen Ernährungsgewohnheiten ist um so erstaunlicher, da der Wein ja immerhin etwa 210 Kilokalorien zusätzlich bedeutete.

Die Vermutung liegt nahe, daß Weinkalorien anders im Stoffwechsel verwertet werden als Nahrungskalorien (21). Außerdem werden Fettdepots im Körper »geräumt«. Diese positive Wirkung scheint bei Weißweinen besser zu sein als beim Rotwein (20).

Die Gewichtsabnahme ist leichter mit etwas Wein

Will man also Gewicht reduzieren, kann man getrost etwas Wein zur Mahlzeit trinken. Aber wirklich nur ein Glas, denn zu viele Alkoholkalorien können den Diäterfolg unmöglich machen. Der Wein sollte nicht zu süß sein, weil sonst die Produktion der Verdauungsenzyme angeregt und das Hungergefühl verstärkt werden kann (17).

Vielleicht hebt das Glas Wein zur Abendmahlzeit bei einer Schlankheitskur einfach auch die Laune der »Hungernden«, bereits diese Wirkung kann ja das Durchhalten der Diät erleichtern und einen Erfolg wahrscheinlicher machen.

Zur Gewichtsabnahme kann ein trockener Riesling, ein weißer Burgunder oder Silvaner, aber auch ein Cabernet sauvignon oder Pinot noir empfohlen werden.

Den Bierbauch gibt es wirklich

Der »Bierbauch« ist nicht nur eine volkstümliche Umschreibung eines wenig attraktiven Zustands; inzwischen ist nachgewiesen, daß es ihn wirklich gibt. Die Ernährungswissenschaftler kennen den Begriff »Waist to Hip«, ein Wert, der berechnet wird aus dem Taillenumfang dividiert durch den Hüftumfang (beides in Zentimetern). Ist dieser Wert größer als 1, gilt dies als ein ernstzunehmender Risikofaktor für Herz-Kreislauf-Erkrankungen. Bei Weintrinkern ist dieser Wert günstiger als bei Bier- oder Schnapstrinkern, und die Wissenschaftler der Universität of North Carolina, USA, fanden bei 16 000 untersuchten Amerikanern (Männer und Frauen zwischen 45 und 60 Jahren) unter den Weintrinkern entscheidend weniger »Bauch«.

Weintrinker haben im Schnitt eine bessere Figur

Die Forscher vermuten, daß neben dem Wein auch die Genußkultur der Weintrinker für diese günstigen Werte verantwortlich ist. Wein wird zum Essen getrunken und in der Regel langsam konsumiert. Bier wird hingegen eher »gekippt«, in größerer Menge und unabhängig von der Nahrungsaufnahme.

Wein bei Untergewicht

Bei Untergewichtigen steigert ein Glas Wein zu jeder Mahlzeit die Kalorienaufnahme, wahrscheinlich durch das gesteigerte Wohlbefinden und die entspannende Wirkung des Getränks.

Bei Untergewicht werden Lemberger, Blaufränkischer oder auch ein trockener Weißwein empfohlen (17).

Vor allem ältere Patienten oder solche, die sich von einer schweren Erkrankung erholen, können von einem Glas Wein zur Mahlzeit profitieren. Allerdings muß natürlich auf mögliche Wechselwirkungen mit Medikamenten geachtet werden.

Wein und Atmung

Auch die Atmung wird durch Weinkonsum angeregt. Die tiefere Atmung wirkt sich auf das Kreislaufverhalten aus, so daß insgesamt die Blutzirkulation verbessert wird.

Mit Wein können bei leichten Infekten die Abwehrkräfte gesteigert werden. Fieberhafte Infektionen gehören natürlich in die Hand eines Arztes.

Wein und Fieber

Wein ist,
wenn er entspre-
chend verabreicht wird,
ein Medikament; wenn man
ihn hingegen dem Kranken zu
falscher Zeit zu trinken gibt,
kann man ihn nicht mehr
Heilmittel nennen, sondern
Krankheitsursache.
HIPPOKRATES

Fieber ist eine natürliche Reaktion des Organismus, um Krankheitserreger im Körper abzutöten. Viele Hausmittel mit Wein sind bei beginnenden fieberhaften Erkrankungen bekannt. Oft wird der Wein erwärmt getrunken, wodurch allerdings einige Inhaltsstoffe in ihrer Wirkung zerstört werden. Weinkonsum steigert die Hautdurchblutung, die Abgabe der überschüssigen Wärme des fiebernden Körpers wird erleichtert. Der Rückgang des Fiebers kann so beschleunigt werden.

Wein bei Gicht

Bei Gicht liegt ein erhöhter Harnsäurespiegel im Blut vor. Harnsäure entsteht als »Abfallprodukt« bei der Verdauung von Eiweißverbindungen und wird normalerweise über die Niere mit dem Harn ausgeschieden. Deswegen muß bei Gicht z. B. der Fleischkonsum eingeschränkt werden.

Nach Alkoholkonsum können höhere Harnsäurewerte auftreten und einen Gichtanfall mit verursachen. Vor allem extraktreiche Rotweine stehen im Verdacht, Gichtanfälle auszulösen.

Bei Gicht werden Weißweine wie Silvaner, Weißburgunder oder grüner Veltiner empfohlen (17).

Wein und das Nervensystem

Das Nervensystem regelt unseren Stoffwechsel, die Beziehung zur Außenwelt, das Gefühlsleben und das Hormonsystem. Wie zuviel Alkohol wirkt, ist bekannt: Schwindel, Übelkeit, Erbrechen, aber auch Aggressivität und Enthemmung.

Schäden des Gehirns bei Alkoholmißbrauch

Chronischer Alkoholmißbrauch führt neben Schäden an den inneren Organen auch zu einer allmählichen Zerstörung der Gehirnzellen. So kann es zu einer Veränderung der Persönlichkeit kommen, bis hin zum geistigen Verfall.

Wein regt an

Betrachtet man den maßvollen Konsum, gehört Wein sicherlich zu den ältesten natürlichen Stimulanzien. Trinkt man ein wenig Wein, kann man die leicht anregende Wirkung des Getränks spüren. Selbst die Konzentrationsfähigkeit kann zunächst verbessert werden, der schwedische Biologe Carl Linné hat es einmal treffend zusammengefaßt:

> Der Wein erfreut des Menschen Herz und die Freudigkeit ist die Mutter aller Tugenden. Wenn ihr Wein getrunken habt, seid ihr alles doppelt, noch einmal so leicht denkend, noch einmal so unternehmend, noch einmal so schnell ausführend.
> BRUDER MARTIN in Goethes Goetz von Berlichingen

»Ein gutes Glas Wein nimmt die Angst und ermuntert das Herz. Derjenige, der unaufhörlich am Buch hängt, wird blaß, mager und wurmhaft, wer aber zwischendurch einmal unterbricht und ein kleines Glas Wein zuführt, tut wohl an sich selbst und erfrischt das Gemüt.«

Viele Künstler erfahren über den Wein eine gesteigerte Kreativität. Johann Wolfgang von Goethe und Pablo Picasso gehören zu den herausragenden Beispielen weinliebhabender Künstler.

Die positive Wirkung des Weins beruht auf der gesteigerten Hirndurchblutung und der damit verbundenen besseren Sauerstoffversorgung. Außerdem ist der Zuckergehalt im Wein wichtig, da dieser direkt von der Nervenzelle verstoffwechselt werden kann.

Wein und Streßabbau

Kennt man die Reaktion seines Körpers genau, wirkt ein Glas des richtigen Weins entspannend, es dient dem Streßabbau, kann die abendliche Entspannungsphase einleiten oder auch die Tagesarbeit sinnvoll unterbrechen.

Abends können ruhig einmal ältere Weinjahrgänge ausgewählt werden, tagsüber ist eher ein junger Weißwein angebracht. Zu empfehlen ist auch der »gelöschte Wein« der Hildegard von Bingen (siehe Seite 80).

Wein bei vegetativen Beschwerden

Trinkst Du mäßig den Rebensaft so spendet er Dir seine Kraft! Doch gibst im Unmaß Du Dich hin, verlierst Du Deine Kraft an ihn!
HESSISCHE VOLKSWEISHEIT

Auf eine Belastungssituation kann der Organismus mit nervösen Störungen wie Herzrasen, Magenschmerzen, Kopfweh usw. reagieren. Aber auch einige Blutwerte wie z. B. Blutfettwerte oder der Calciumspiegel werden negativ beeinflußt. Wein kann bei Streßproblemen durchaus eine positive Wirkung haben. Er kann zu schnellem Herzschlag entgegenwirken und so unangenehme Begleiterscheinungen in einer Streßsituation vermindern, er kann aber auch bei Angstgefühlen oder Unruhe wohltuend wirken.

Wein bei Schlaflosigkeit

Der richtige Wein kann durchaus ein Schlafmittel ersetzen.
Wer Probleme mit dem Einschlafen hat, sollte keine jungen, spritzigen, also kohlensäurereichen Weine (auch keinen Sekt) trinken, ältere Jahrgänge sind eher empfehlenswert. Allerdings haben gerade diese Weine auch schon mal die gegenteilige Wirkung, vor allem, wenn man zuviel davon trinkt. Auch die Entscheidung, ob ein Weiß- oder Rotwein gewählt wird, muß jeder selbst treffen. Allgemein gilt, daß Rotweine günstiger wirken.

Wein bei Depressionen

Wein kann leichte Depressionen lindern und Ängste für eine Zeit in Vergessenheit geraten lassen. Die leicht anregende Wirkung eines Glases Wein kann Traurigkeit für eine Weile unterdrücken.

Serotonin, ein natürlicher Glücksstoff

Serotonin ist eine chemische Verbindung im Stoffwechsel des Gehirns, das die allgemeine Stimmungslage des Menschen positiv beeinflußt. Zur Zeit wird viel darüber geforscht. So wird z. B. versucht, den Serotoninspiegel zu heben, um Entziehungs- oder Schlankheitskuren erfolgreicher durchstehen zu können. Vor allem aber ist die Depressionsforschung am Serotonin interessiert. Man hofft so in naher Zukunft, direkt und ohne bedenkliche Nebenwirkungen auf die Gemütslage einwirken zu können.

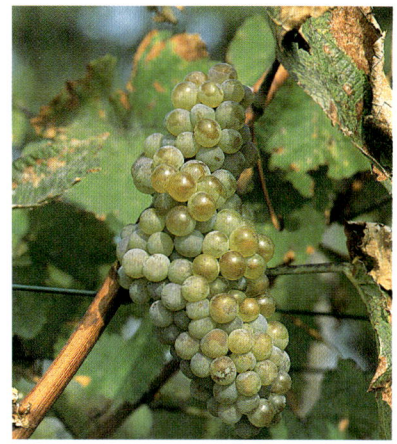

Helle Traube am Rebstock

Menschen mit schlechter Stimmung greifen häufig zu Schokolade oder anderen Süssigkeiten, ein Versuch des Körpers, den Serotoninspiegel anzuheben und die eigene »üble Laune« zu verbessern.

Wein beeinflußt den Serotoninspiegel

Wein beeinflußt den Serotoninspiegel im Blut. Der Abbau wird gehemmt, der stimmungsverbessernde Naturstoff des Gehirns bleibt so länger wirksam. Statt ein Medikament einzunehmen, ist bei einer schlechten allgemeinen Stimmung der Versuch mit Wein durchaus zu empfehlen. Wichtig ist die genaue Beobachtung des eigenen Körpers und seine ganz individuelle Reaktion auf verschiedene Weine.

> **Trink ihn aus, den Trank der Labe, und vergiß den großen Schmerz! Wundervoll ist Bacchus' Gabe, Balsam für's zerrissne Herz.**
> FRIEDRICH VON SCHILLER

Die zunächst positive Wirkung des Alkohols kann schnell »kippen« und die depressive Stimmungslage verschlimmern. Außerdem verstärkt Alkohol die Wirkung vieler Beruhigungsmittel oder Antidepressiva, wie die entsprechenden Warnhinweise auf den Beipackzetteln zeigen. Im Zweifelsfall sollte mit dem Arzt Rücksprache gehalten werden.

Seelische Belastungen und Alkoholabhängigkeit

Deutlich sei in diesem Zusammenhang nochmals auf das Problem von Alkoholabhängigkeit hingewiesen. Gerade in seelischen Belastungssituationen kann der Alkoholmißbrauch beginnen. Wein ist dann nämlich kein Genußmittel mehr, sondern Mittel zum Zweck, ein scheinbarer Ausweg aus bestimmten Sorgen und Ängsten. Der Übergang zum Alkoholmißbrauch wird so eventuell eingeleitet und gar nicht wahrgenommen.

In seelischen Belastungssituationen muß Wein besonders verantwortlich konsumiert werden

Inwieweit Weintrinker für solche Entwicklungen anfällig sind, ist noch lange nicht geklärt. Die Erfahrung praktischer Mediziner scheint aber darauf hinzuweisen, daß Weintrinker weitaus seltener als die Konsumenten anderer Alkoholika in eine Alkoholabhängigkeit geraten. Wenn man also auch in Belastungszeiten das maßvolle Genießen des Weines nicht aus den Augen verliert, kann Wein durchaus positiv auf den seelischen Zustand einwirken, ohne daß eine Suchtgefahr besteht.

Wein hält geistig fit

Menschen, die regelmäßig Wein genießen, bleiben länger geistig rege. Wilhelm Busch hat dieses in seinem bekannten Zitat einmal so ausgedrückt: »Rotwein ist für alte Knaben eine von den besten Gaben.« Dieser Spruch ist inzwischen wissenschaftlich bewiesen.

An der Universität in Bordeaux wurden ältere Menschen in bezug auf ihre geistigen Fähigkeiten untersucht. Die Gruppe, die angab, seit vielen Jahren maßvoll Wein zu trinken (etwa $1/2$ Liter am Tag), wies entscheidend weniger Alterssenilität auf. Ihre geistigen Fähigkeiten wie Erinnerungsvermögen und Denkfähigkeit waren besser erhalten als bei Nichttrinkern oder den Vieltrinkern.

Die Professoren kommentieren ihre Ergebnisse wie folgt: »An den schädlichen Nebenwirkungen eines übermäßigen Weingenusses ändern auch diese Erkenntnisse nichts. Es gibt aber keine medizinischen Gründe, von älteren Menschen zu verlangen, daß sie aufhören, in Maßen bis zu $1/2$ Liter Wein pro Tag zu trinken.«

Wein schützt auch vor Alzheimer

Die Alzheimersche Erkrankung kann Menschen jenseits des 40. Lebensjahres befallen. Die Gedächtnisleistung läßt teilweise im erschreckenden Tempo nach und die betroffen Patienten sind im schlimmsten Fall nicht mehr in der Lage, einfachste Dinge des täglichen Lebens zu bewältigen. Es gibt medizinische Untersuchungen, die darauf hindeuten, daß ein langjähriger vernünftiger Weingenuß dem Ausbruch dieser Erkrankung entgegenwirkt (20).

Wein verlangsamt den geistigen Abbau

Wein und Kopfschmerzen

Kopfschmerzen können verschiedenste Ursachen haben. Dazu gehört mit Sicherheit auch Alkohol – der bohrende Kopfschmerz als Ausdruck eines »Katers« ist bekannt. Ob er auftritt, hängt von der persönlichen Disposition ab, natürlich von der Alkoholmenge sowie der Zeit, in der sie konsumiert wurde.

Ein Zwischenprodukt des Alkoholabbaus ist das Acetaldehyd. Fällt aufgrund einer zu großen Alkoholmenge zuviel dieses Stoffes im Körper an, ist die Leber überfordert. Acetaldehyd gelangt ins Blut und erreicht so das Nervensystem. Der Körper reagiert z. B. mit Kopfschmerzen und Übelkeit.

Kopfschmerzen sind oftmals Ergebnis des eigenen Fehlverhaltens

    Ein Durcheinandertrinken verschiedener Alkoholika, gleichzeitiges Rauchen oder das Sitzen in verrauchten Räumen sowie eine (sehr seltene) Weinallergie (bei Histaminempfindlichkeit) können ebenso für den Kopfschmerz verantwortlich sein.

Kein dicker Kopf durch süßen Wein

Die Meinung, daß süße Weine – also Spät- und Auslesen oder Beerenauslesen – für die üblen Nachwirkungen nach übermäßigem Alkoholkonsum verantwortlich seien, ist so nicht richtig. Im Gegenteil! Diese Weine haben in der Regel einen niedrigeren Alkoholgehalt als trockene Weine und werden so besser vertragen.

Eine Schwefelallergie ist extrem selten

Vor allem den restsüßen Weinen wird häufig wegen der besseren Haltbarkeit etwas schwefelige Säure zugesetzt. Dieses ist in einem engen gesetzlichen Rahmen möglich und für den normalen Konsumenten ungefährlich. Nur Menschen mit einer Überempfindlichkeit gegen Schwefel können »allergisch« auf bestimmte Weine reagieren. Allerdings ist dieses Krankheitsbild extrem selten und den Patienten meistens gut bekannt, da ja auch viele andere Lebensmittel zur längeren Haltbarkeit Schwefel enthalten können (z. B. Trockenobst).

Sehr selten: Allergie gegen schwefelige Säure

Die Menge des zugesetzten Schwefels ist in den vergangenen Jahren aufgrund besserer Gärtechniken erheblich zurückgegangen und stellt für die allermeisten Konsumenten keinerlei gesundheitliches Risiko dar.

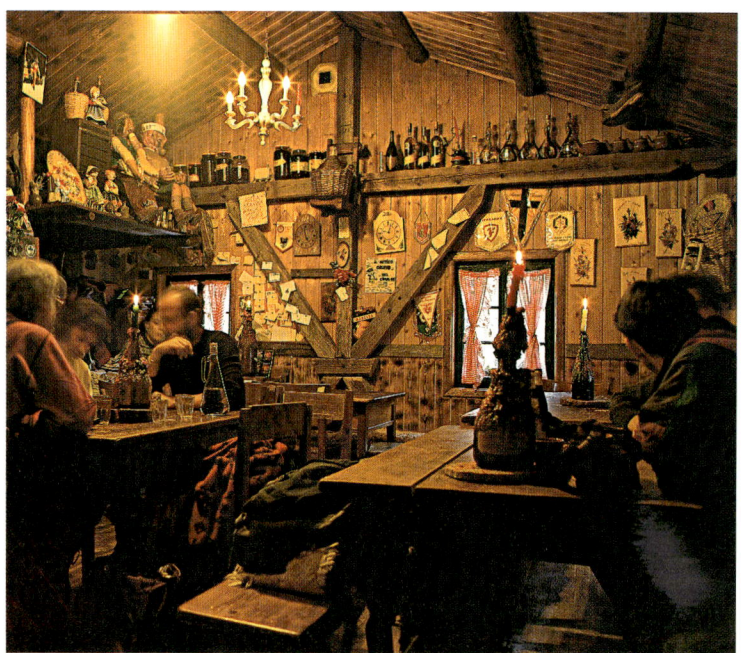

Beim Après-Ski oder nach einer Wanderung mundet ein Gläschen Wein gleich noch viel besser

Bei einer Schwefelallergie sollten durchgegorene trockene Rot- oder Weißweine bevorzugt werden. Man kann auch gezielt den Produzenten seines Lieblingsweins nach einem eventuellen Schwefelzusatz befragen.

Frauen reagieren häufiger mit Kopfschmerzen

Frauen können bereits nach sehr viel weniger Wein mit Kopfschmerzen reagieren, wahrscheinlich aufgrund der geringer vorkommenden ADH im Magen. Bei gleicher Weinmenge ist die Alkoholmenge im Blut größer, da weniger im Magen abgebaut werden kann.

Zur Vermeidung unerwünschter Nebenwirkungen sollte man sich für ein alkoholisches Getränk entscheiden und während des Abends nicht wechseln. Außerdem kann ein Blick auf den Alkoholgehalt des Weines nur von Vorteil sein.

Unverträglichkeit durch biogene Amine

Es gibt eine individuelle Empfindlichkeit gegen die bereits erwähnten biogenen Amine. Betroffene merken, daß bestimmte Weine immer wieder die gleichen unangenehmen Begleiterscheinungen haben, wie z. B. Herzrasen, Rhythmusstörungen, Kopfschmerzen usw. Da hilft dann nur, diese Rebsorten zu meiden und auf andere Weine auszuweichen.

Biogene Amine kommen in bestimmten Weinen, aber auch in anderen Nahrungsmitteln in teilweise beachtlicher Konzentration vor, so z. B. in Schokolade, Käse oder auch Wurstsorten.

Eine Weinallergie gibt es nicht, wohl aber eine Unverträglichkeit bei bestimmten Weinen

Da einige Rotweine aufgrund spezieller Herstellungsverfahren eher eine höhere Histaminkonzentration aufweisen, sollten bei einer vermuteten oder bekannten Nahrungsmittelallergie erst einmal Weißweine getrunken werden, um die Reaktion des Körpers zu testen. Bei einer bekannten Histaminunverträglichkeit sind vor allem ältere Weine zu meiden. Erfahrungsgemäß wird die Problematik der Histamine im Wein jedoch immer unbedeutender, da die moderne Kellertechnik erfolgreich versucht, die Bildung biogener Amine bereits bei der Gärung zu verhindern, z. B. durch den Einsatz spezieller Hefepilze.

Auch einige Aromastoffe können allergieähnliche Symptome bei empfindlichen Menschen hervorrufen. Allerdings ist diese Reaktion äußerst selten (19).

Der »Kater«

Der Begriff »Kater« kommt wahrscheinlich vom Wort »Katzenjammer« und beschreibt einen unangenehmen Zustand nach zu viel Alkohol. In der Regel kann kein anderer als man selbst für diesen unangenehmen Zustand verantwortlich gemacht werden.

Mit dem Nachdurst regelt der Organismus den schädigenden Einfluß des Alkoholübermaßes

Allerdings verschlimmert das Rauchen, egal ob aktiv oder passiv, die Symptome wie Kopfschmerzen, Schwindel und Übelkeit. Frische Luft, Abstinenz und Flüssigkeitsersatz sind beim »Kater« angesagt.

Der »Nachdurst« ist das gesteigerte Durstgefühl, nachdem der Alkohol über das Hormonsystem die Harnausscheidung allzusehr begünstigt hat.

Die Arbeit des Immunsystems

Dringen Krankheitserreger in den Körper ein und vermehren sich dort, versucht der Organismus sie abzutöten. Vor allem schädigen Bakterien den Körper durch bestimmte giftige Stoffwechselprodukte (Toxine).

In die Krankheitsabwehr werden vor allem zwei Systeme eingeschaltet, bestimmte Blutzellen (weiße Blutkörperchen) und auf die Infektabwehr spezialisierte Eiweißverbindungen (sogenannte Gammaglobuline).

Über die genauen Wirkungen des Weins auf die Krankheitsabwehr ist wenig bekannt, aber von alters her hat der Mensch immer wieder versucht, sich mit Wein vor Krankheiten zu schützen.

Wein hilft bei Infektionskrankheiten

Wie bereits erläutert, tötet Wein Bakterien und andere Krankheitserreger ab, das ist die eine Seite. Er kann aber durchaus noch mehr, und das ist eine ganz erstaunliche Erkenntnis. Wein unterstützt den Körper nämlich bei der Bekämpfung der bakteriellen Toxine (12), also der schädlichen Wirkstoffe der Krankheitserreger.

Wein beugt Infektionserkrankungen vor

Wein scheint das Immunsystem im Ganzen anzuregen, denn Weintrinker leiden seltener unter Infektionskrankheiten wie z. B. einer Virusgrippe, eine Erfahrung, die vor allem ältere Weinliebhaber und deren Ärzte immer wieder aufs neue machen können. Arbeitsmedizinische Untersuchungen in Frankreich belegen, daß moderate Weintrinker an ihrem Arbeitsplatz weniger fehlen, da sie seltener als andere Arbeitnehmer an Infekten erkranken (1).

Angenehmer Schutz vor Erkältungskrankheiten mit Wein

Der wirksame Schutz vor grippalen Infekten ist besonders im Winter ein wichtiges Argument für einen regelmäßigen moderaten Weingenuß. Allerdings profitiert nur derjenige von einer verbesserten Krankheitsabwehr des Körpers, der wirklich in Maßen konsumiert. Alkoholkranke Patienten gefährden bereits einfache Infekte, da ihr Immunsystem durch den Alkoholmißbrauch gestört ist.

Zur Stärkung der Immunabwehr werden gehaltvolle Weine empfohlen – ruhig auch einmal mit höherem Alkoholgehalt – wie z. B. eine halbtrockene Ruländer- oder auch Riesling-Auslese oder ein Spätburgunder.

Alkoholkonsum und Krebs

Es gilt als erwiesen, daß das Risiko, an bestimmten Krebserkrankungen der Mundhöhle, des Rachens, am Kehlkopf sowie der Leber zu erkranken, bei Alkoholmißbrauch erhöht ist. Dies gilt ab einem regelmäßigen Konsum von mehr als 60 Gramm Alkohol am Tag bei Männern, bei Frauen wird der Wert niedriger mit etwa 30 Gramm am Tag angegeben.

Allerdings berücksichtigen die meisten Untersuchungen nicht andere wichtige Risikofaktoren wie z. B. das Rauchen. Rauchen ist statistisch gesehen für etwa 30 Prozent aller Krebserkrankungen verantwortlich zu machen, ebenso viel wie die ungesunde Lebensweise und die falsche Ernährung. Drei Prozent der Krebserkrankungen werden auf Alkoholmißbrauch zurückgeführt.

Alkohol und Krebsrisiko – ein noch nicht ganz geklärtes Problem

Eine 1997 im New England Journal of Medicine veröffentlichte Studie fand keinen Zusammenhang zwischen mäßigem Alkoholkonsum und Krebssterblichkeit, das bedeutet: Maßvoller Konsum alkoholischer Getränke erhöht nicht das Risiko, an Krebs zu erkranken. Die Studie unterscheidet allerdings nicht die verschiedenen Alkoholika voneinander wie Wein, Bier oder Spirituosen.

Die Männer und Frauen, die 1–2 Drinks am Tag konsumieren, zeigen in dieser Studie eine niedrigere allgemeine Sterblichkeitsrate (also auch an Krebs) als die anderer Gruppen.

An dieser Stelle sollte darauf hingewiesen werden, daß die schützende Wirkung des Weins für junge Menschen statistisch nicht nachgewiesen werden konnte, wahrscheinlich da sie eine zu niedrige Sterblichkeit aufweisen.

Weniger Krebserkrankungen durch Wein

Momentan gibt es keinen Anhaltspunkt dafür, daß bei maßvollem Weinkonsum eine größere Krebsgefahr bestünde – im Gegenteil: Es häufen sich die Hinweise, daß Wein Krebsschutzfaktoren enthält.

Eine Weinstudie aus Nancy (1998) konzentriert sich auf Männer zwischen 40 und 60 Jahren. Die Wissenschaftler beobachten erheblich weniger Krebserkrankungen bei männlichen Weintrinkern. 2–3 Gläser Wein am Tag senken die Wahrscheinlichkeit, an einem bösartigen Tumor zu erkranken, um 20 Prozent.

Hervorzuheben ist, daß der Weingenuß in dieser Region verbunden ist mit einer besonderen Ernährung und einem bestimmten Lebensgefühl. Dieses sind sicherlich ebenso bedeutende Voraussetzungen, um die krebsvorbeugende Wirkung des Weins wirklich nutzen zu können.

Wein und Brustkrebs

Bei Frauen wird in einigen Untersuchungen ein gehäuftes Auftreten von Brustkrebs bereits bei moderatem Alkoholkonsum von nur 1–2 Gläsern pro Tag beschrieben. Für das gesteigerte Risiko wird die Wirkung von Alkohol auf den Östrogenspiegel verantwortlich gemacht.

Diese Angaben stehen momentan jedoch noch in der wissenschaftlichen Diskussion. Es ist fraglich, ob Wein wie Bier oder wie Spirituosen beurteilt werden kann.

Es gibt mehrere Studien, die beim Wein keinen Zusammenhang zwischen moderatem Konsum und Brustkrebs gefunden haben, wohl aber bei Spirituosen und Bier (11).

Alle Erkenntnisse sprechen dafür: Moderater Weingenuß wird keine Krebserkrankung provozieren

Heute weiß man, daß Krebserkrankungen in den seltensten Fällen allein auf eine einzelne Schadensursache zurückzuführen sind, vielmehr müssen sie als ein multifaktorielles Geschehen im Körper verstanden werden.

Gerade bei den angesprochenen Brustkrebserkrankungen gilt ja z. B. eine genetische Belastung als sicher. Auch das Rauchen übt einen nicht unerheblichen Einfluß auf das Entstehen bestimmter Krebserkrankungen aus, wie ja mittlerweile allgemein anerkannt ist.

Da die bislang erstellten wissenschaftlichen Untersuchungen zum Brustkrebs nicht zwischen Wein, Bier oder Spirituosen unterscheiden, können momentan auch keine abschließenden Aussagen zum Brustkrebsrisiko bei moderatem Weinkonsum gemacht werden.

Frauen mit Brustkrebserkrankungen in der Familie muß empfohlen werden, mit regelmäßigem Weinkonsum zurückhaltend zu sein. Wenn sie trotzdem gerne Wein trinken möchten, ist eine Risikoabwägung zu empfehlen, die mit einem Arzt besprochen werden sollte.

Die Niere als Ausscheidungsorgan

Die Niere scheidet viele Abfall- oder Giftstoffe des Körpers aus. Pro Minute strömt etwa 1 Liter Blut durch die Niere, am Tag entstehen etwa 170 Liter Filtrat. Davon werden zirka 1,5 Liter als Harn ausgeschieden.

> **Wein hält die Urinabsonderung in ausgezeichneter Weise in Gang.**
> FRANZ MEURER

Die Niere ist das entscheidende Organ für die Regelung des Wasser- und Salzhaushaltes des Körpers. In der Niere können sich kleinste Harnkristalle zu Steinchen zusammenklumpen. Werden diese groß genug, besteht die Gefahr, daß sie die ableitenden Harnwege (z. B. den Harnleiter) verstopfen. Es kann zu einer schmerzhaften Nierenkolik kommen.

Wein steigert die Nierenleistung

Weinkonsum steigert die Durchblutung der Niere und vermehrt so die Harnmenge. Dabei wird vom Körper nicht nur mehr Wasser ausgeschieden, sondern auch Schlackenstoffe, die der Körper nicht mehr benötigt.

Bei vielen Nierenerkrankungen ist Wein allerdings gerade wegen dieser harntreibenden Wirkung nicht erlaubt, da ein Harnstau auftreten kann.

Wein und Prostata

Die Vergrößerung der Vorsteherdrüse kann zu einem verminderten Harnfluß führen, da die Harnröhre eingeengt wird. Nicht auf jeden Fall ist bei dieser Erkrankung Wein empfehlenswert. Je nach Verträglichkeit kann mit leichten säurearmen Weiß- oder Rotweinen ein Versuch unternommen werden, die Beschwerden zu lindern.

Wein beugt gegen Nierensteine vor

In einer Studie der Universität Boston wurden 45 000 Patienten über einen Zeitraum von sechs Jahren beobachtet. Bereits bei einem Konsum von nur einem Glas Wein am Tag (200 ml) traten fast 40 Prozent weniger Nierensteine auf. Weder Bier, Kaffee, Tee, Wasser oder Limonadengetränke zeigten eine so gute, Apfel- und Grapefruitsaft sogar gar keine vorbeugende Wirkung.

Wein bei Blutarmut

Unter einer Blutarmut wird normalerweise ein Mangel an roten Blutkörperchen verstanden. Da diese mit dem roten Blutfarbstoff (Hämoglobin) für den Transport des Sauerstoffs in die Körperzellen verantwortlich sind, fühlen sich betroffene Menschen müde und schlapp, meistens sind sie sehr blaß. Für die Neubildung der roten Blutkörperchen benötigt der Körper Eisen und das Vitamin B_{12}.

Wein ist ein wertvolles Getränk bei Eisenmangel

Von alters her werden schwere Rotweine wie z. B. der Medoc als ein die Blutbildung förderndes Getränk verabreicht, da sie besonders viel Eisen enthalten und die Bildung des »intrinsic factors« im Magen fördern.

Aber auch weiße, reifere Weine können helfen, vor allem die, die auf mineralstoffreichen Böden gewachsen sind wie z. B. ein Riesling oder Silvaner.

Wein und Knochenabbau

Bei Frauen in der Menopause, aber auch bei älteren Männern, kommt es zu einem vermehrten Abbau von Knochengewebe, der Osteoporose. Die ursprüngliche feste Knochensubstanz wird aufgelockert, es drohen plötzliche Knochenbrüche und eine Instabilität des Skelettapparates. Für den Aufbau der Knochen benötigt der Körper vor allem Calcium und Phosphor. Diese beiden Mineralstoffe sind in der Nahrung enthalten.

Weniger Knochenerweichung bei Weintrinkern

Orthopäden beobachten nun, daß bei der Bevölkerung im Mittelmeerraum seltener Knochenschwund auftritt (19). Die Vermutung, daß Wein die Osteoporose hinauszögert, liegt nahe. Wahrscheinlich wird mehr Calcium und Phosphat aus der Nahrung aufgenommen.

Wein begünstigt außerdem die Östrogenbildung im weiblichen Organismus. Östrogene wiederum zögern den Knochenschwund heraus, ähnlich kann auch der Wirkungsweg des Weins sein. Auch bei rheumatischen Erkrankungen oder anderen Gelenkentzündungen können Weine den Krankheitsverlauf positiv beeinflussen.

Gegen Osteoporose werden Weine mit hohem Mineralstoffgehalt empfohlen.

Wein und Haut

Nach dem Genuß von manchmal nur wenigen Schlucken Wein reagieren manche Menschen mit einer als unangenehm empfundenen deutlichen Wangenrötung. Bei anderen stellt sich nach einem Glas Wein eine »gesunde« Hautfarbe ein. Je nach der persönlichen Veranlagung reagiert jeder Organismus auch hier verschieden.

Wein weitet die Gefäße, die Durchblutung der Haut wird gesteigert, Wärme wird nach außen abgegeben. Unter normalen Bedingungen kann die anregende Wirkung des Weins durchaus erwünscht sein, eine leichte Hauttönung wird vielfach als reizvoll empfunden.

Wein desinfiziert Wunden

Aus den Berichten über griechische und römische Feldzüge ist bekannt, daß die Soldaten versuchten, mit Weinumschlägen ihre Wunden zu versorgen. Die Ergebnisse der Wundheilung fielen besser aus, wenn die Tücher ständig mit Wein benetzt wurden, ein Beweis für die desinfizierende Wirkung des Weins, die allerdings rasch nachläßt.

**Wund-
desinfektion
mit Wein**

Wein bei Neurodermitis

Das Trinken von Wein bei Neurodermitis verschlechtert in einigen Fällen den Hautbefund, diese Reaktion ist jedoch selten. Die individuelle Reaktion des Körpers kann durch das Weglassen des Weins und eine spätere Hinzunahme zur Nahrung getestet werden.

Wird der Hautbefund nicht verschlechtert, sollte man nicht zu häufig den Wein wechseln, um zusätzliche eventuell allergieauslösende Stoffe zu vermeiden.

Verträgt der Organismus den Wein, kann seine entspannende Wirkung helfen, den Juckreiz leichter zu ertragen. Außerdem kann im Falle einer Wassereinlagerung über die gesteigerte Harnausscheidung durch den Wein das Befinden positiv verändert werden.

Wein gegen Falten

Ein altes Hausrezept empfiehlt bei »schrumpeliger und unansehnlicher« Haut ein Dampfbad mit einigen Spritzern Wein zur Faltenglättung. Aber auch direkt auf die Haut aufgetragen kann Wein zur Hautstraffung beitragen – sicherlich eine optimale Resteverwertung (10).

Wein als kosmetisches Produkt

Die Waschung mit Wein am Abend zwei- bis dreimal in der Woche soll vor Hautunreinheiten schützen.

Eine preiswerte Anti-Falten-Therapie mit Wein

In der modernen Kosmetik spielt heute mehr als Wein das Traubenkernöl eine besondere Rolle, vor allem aufgrund seiner faltenglättenden Wirkung. Dieses Öl, das nur in den allerseltensten Fällen kaltgepreßt wird, hat eine intensive grüne Färbung und einen nußähnlichen Geschmack. Seit einiger Zeit sind verschiedene Cremes auf Traubenkernölbasis im Handel.

Wein äußerlich angewendet

Die positive Wirkung des Weins auf die Wundheilung wurde bereits erwähnt. Interessant sind die Vorschläge des Arztes Dr. Franz Meurer (1866), der eine umfassende Abhandlung über die gesundheitlichen Wirkungen des Moselweins verfaßte. Er empfiehlt z. B. bei »Schweißsucht« zweimal täglich die äußerliche, kalte Waschung mit einem »guten, weißen, alten Wein«. Bei mangelnder Hautausdünstung, also trockener und spröder Haut, empfiehlt er ein lauwarmes Bad in Verbindung mit einer Einreibung mit Wein.

Bei Haarausfall aufgrund bestimmter Hauterkrankungen wird das tägliche Kopfwaschen mit Wein angeregt, um die Haarwurzeln zu stärken. Außerdem soll eine Mischung aus Wein und Mandelöl ein besonders gutes Haaröl darstellen (26).

Wein und Karies

Karies gehört zu den häufigen Wohlstandserkrankungen. Bestimmte Bakterien in der Mundhöhle fördern die Umwandlung von Zucker. Diese Mischung legt sich dann als Zahnbelag auf die Zähne, die Zerstörung des Zahnschmelzes schreitet voran.

Wein verhindert die Bildung des Zahnbelags. Das heißt natürlich nicht, daß er das tägliche Zähneputzen ersetzen kann. Aber ein Schluck Wein zum Abschluß einer Mahlzeit kann die Mundhöhle wenigstens für eine kurze Zeitspanne desinfizieren.

Wein bei Halsschmerzen

Das Gurgeln mit Wein kann den Rachenraum desinfizieren und eine beginnende Infektion verhindern.

Wein bei Hämorrhoiden

Die durchblutungsfördernde Wirkung des Weins kann die Beschwerden verstärken. Das scheint vor allem für schwerere Rotweine zu gelten, die das Kreislaufgeschehen besonders ankurbeln.

Bei Hämorrhoiden Vorsicht mit schwereren Weinen

Bei Hämorrhoiden sollten leichtere Rotweine (Merlot) oder Weißweine (Müller-Thurgau) ausprobiert werden.

Wein und Sport

Unmittelbar vor dem Sport sollte kein Wein getrunken werden. Der Sportmediziner Prof. Keul aus Freiburg berichtet, daß er aber nichts gegen ein Glas Wein am Vorabend eines Wettkampfes einzuwenden habe. Die entspannende Wirkung des Weins wirke sich positiv auf den Sportler aus. Auch nach dem Sport kann Wein aufgrund seines Mineralienreichtums schnell die durch das Schwitzen verlorengegangenen Elektrolyte ersetzen. Vorsicht allerdings vor Weinschorlen. Kohlensäure beschleunigt den Übertritt des Alkohols ins Blut.

Wein erst nach dem Sport!

Wein und Libido

Die anregende, hemmungsabbauende Wirkung des Weins kann zwischenmenschliche Kontakte erst einmal erleichtern. Zuviel Wein ist eher ein Liebestöter, er macht müde und lustlos.

Weiß- oder Rotwein?

Weißweine werden direkt nach der Weinlese gekeltert (ausgepreßt) und der Traubensaft in einen Tank oder ein Faß zur Gärung gefüllt. Weißweintrauben können auch von den Stielen befreit (entrappt) werden, wenn der Winzer unangenehme Bitterstoffe im Wein fürchtet.

Bei den Rotweinen werden die Beeren generell entrappt, die Trauben zerquetscht und der Most eine Zeitlang auf der Maische (den zermahlenen Trauben) vergoren (Maischegärung). Dieses geschieht, um die Farbstoffe aus den Beerenhäuten herauszulösen. So erhält der Wein seine mehr oder weniger intensive Rottönung. Danach erfolgt die Kelterung.

Ein anderes Verfahren der Rotweinbereitung ist die Maischeerwärmung. Hier wird der Wein auf entweder 60 Grad Celsius erwärmt oder auf 80 Grad Celsius kurz erhitzt. Auch dieses Verfahren dient dazu, die Farbstoffe aus den Beerenhäuten herauszulösen.

> Der Wein ist ein Ding, wunderbarerweise für den Menschen geeignet, vorausgesetzt, daß er bei guter und schlechter Gesundheit sinnvoll und in rechter Weise verwendet wird, übereinstimmend mit der Verfassung der einzelnen Person.
> HIPPOKRATES

Was sind Barrique-Weine?

Barriques sind Fässer aus einer bestimmten Eichenart, die traditionell im Anbaugebiet für Bordeaux- und Burgunderweine zum Ausbau der Weine verwendet werden. Da die Holzfässer ja nicht völlig dicht sind, reifen hier Weine immer mit einem bestimmten, durchaus erwünschten Sauerstoffkontakt. Außerdem gehen bestimmte Aromastoffe aus dem frischen Holz in den Wein über, so auch einige Polyphenole.

Auf diese Weise werden besonders geschmacksintensive, schwere tanninhaltige Weine erzeugt. Es werden überwiegend Rotweine als Barrique-Weine ausgebaut, Weißweine eher selten. Erfahrungsgemäß eignen sich säurearme Weine wie die Burgundersorten und der Chardonnay besonders für einen Barriqueausbau.

Welcher Wein schützt besser?

Die meisten internationalen Alkoholstudien differenzieren nicht zwischen den verschiedenen Alkoholika oder gar zwischen Weiß- oder Rotweinen. Die ersten Weinstudien kamen aus Frankreich, einem traditionellen Rotweinland. Die Untersuchung der gesundheitswirksamen Weininhaltsstoffe lenkte die Aufmerksamkeit schon bald auf die Polyphenole, und aufgrund der guten Werte in vielen Weinen galt erst einmal der Rotwein als besonders gesund. Dieses setzte sich bei vielen Verbrauchern im Bewußtsein fest, und der momentan weltweit zu beobachtende überproportionale Anstieg des Rotweinkonsums ist nicht zuletzt ein Ausdruck dieser Konsumenteneinstellung.

Inzwischen wird mehr und mehr deutlich, daß der Weißwein in seiner positiven Gesundheitswirkung durchaus mithalten kann.

Die Freiburger Weinstudie

Die Freiburger Weinstudie untersuchte erstmals gezielt den Einfluß von Weißwein auf den Körper. Prof. Keul und seine Mitarbeiter konnten beweisen, daß bei einem täglichen Konsum von 0,5 Liter bei den männlichen Studienteilnehmern folgende Veränderungen im Körper registriert und gemessen werden konnten:

Auch Weißwein ist gesund

- das »schlechte« Cholesterin nimmt ab,
- der Blutzuckerspiegel sinkt,
- die Blutgerinnung wird langsamer,
- im Blut steigt der Magnesiumgehalt
  (Magnesium beugt Herzrhythmusstörungen vor),
- der Eisengehalt im Blut sinkt
  (Zeichen für die antioxidative Wirkung des Weißweins),
- es erfolgt eine leichte Senkung des Blutdrucks,
- keine negative Veränderung der Leber- und Bauchspeicheldrüsenfunktion ist erkennbar.

Zusammenfassend heißt dies, daß auch der moderate Weißweingenuß eindeutige gesundheitliche Vorteile bringt und vor der Koronaren Herzerkrankung schützen kann.

Die Mainzer Weinstudie

In einem direkten Vergleich dreier Gruppen, einer Weiß-, einer Rotwein und einer Wasser trinkenden Gruppe konnte Prof. Jung, Sportmediziner an der Universität Mainz, weitere interessante Ergebnisse erzielen. Es scheint so zu sein, daß Rot- und Weißweine unterschiedliche Veränderungen im Körper hervorrufen. In ihrer positiven ganzheitlichen Wirkung sind sie aber durchaus vergleichbar. So beeinflussen die Weißweine eher die Schutzfaktoren im Blut, der Rotwein die eigentlichen Risikofaktoren.

Weißwein schützt das Herz

Für Prof. Jung ist erwiesen, daß auch der Weißwein das Herz-Kreislauf-System schützt und gegen Herzinfarkt vorbeugen kann.

Der Weißwein scheint sogar noch einen etwas besseren Herzschutz zu bewirken, wie die nachfolgende Graphik zeigt.

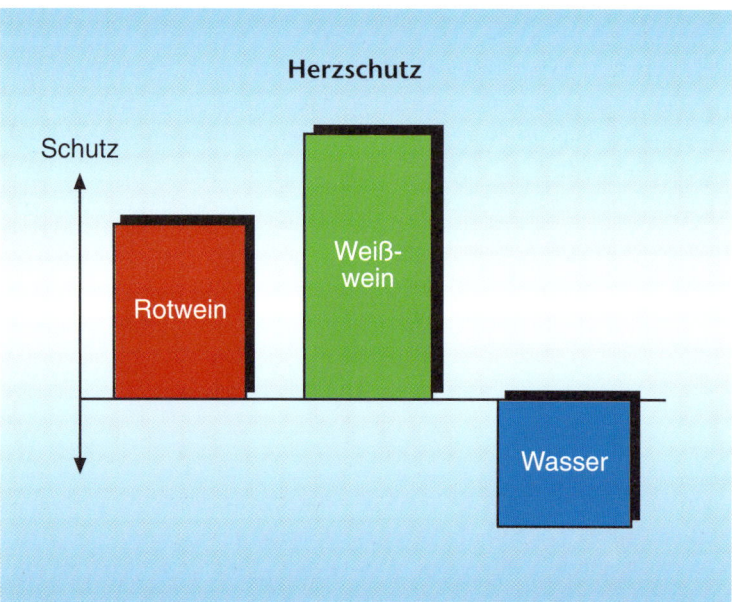

Quelle: Information der Deutschen Weinakademie, Mainz.

Weintrinker leben länger – wieviel darf man trinken?

Eine eindeutige Antwort auf die Frage, wieviel Wein man nun am Tag trinken kann, ohne irgendwelche Schäden für den Organismus zu riskieren, gibt es nicht. Zu komplex sind die Faktoren, die die Alkoholaufnahme ins Blut beeinflussen. Die Reaktion des menschlichen Organismus kann unterschiedlich ausfallen.

Die Oxford-Studie

Die umfangreichste Langzeitstudie über Alkoholkonsum und Krankheiten liegt seit dem Jahr 1997 vor. Immerhin wurden nahezu 500 000 Frauen und Männer von Wissenschaftlern der Universität Oxford untersucht.

Die Gesamtsterblichkeit liegt bei den Menschen am niedrigsten, die regelmäßig etwa 12 Gramm Alkohol pro Tag konsumieren. Selbst bei einem Konsum von 70 Gramm liegen die Werte noch leicht günstiger als bei den Nichttrinkern. Aber: Ab einer Trinkmenge von 25–36 Gramm pro Tag beginnt das Risiko ganz langsam anzusteigen, an Krankheiten wie Krebs (Mundhöhle und Brust) sowie Leberzirrhose zu erkranken. Betrachtet man alle Todesursachen zusammen, sind die moderaten Alkoholtrinker aber immer noch auf der besseren Seite, sie werden seltener krank und haben eine längere Lebenserwartung (22).

Moderne Studien belegen, daß bei maßvollem Konsum die Sterblichkeitsrate bei alkoholtrinkenden Menschen geringer ist als die bei Abstinenzlern

Die erwähnte Weinstudie aus Nancy beschäftigte sich nur mit Wein. Die Männer ab einem Alter von 40 Jahren lebten am gesündesten, wenn sie nicht mehr als 32 Gramm Alkohol am Tag in Form von Wein zu sich nahmen. Das Krebsrisiko stieg in dieser Untersuchung erst später an, wenn mehr als 77 Gramm Weinalkohol getrunken wurden, das Risiko, an einer Leberzirrhose zu erkranken, begann erst bei Werten über 100 Gramm.

Hinsichtlich der Empfehlungen für die Alkoholmenge pro Tag

wird in der Literatur häufig von Drinks pro Tag gesprochen. Bei 1–2 empfohlenen Drinks für eine Frau und 2–3 Drinks für den Mann entspräche dies einer Alkoholmenge von 24 bzw. 36 Gramm pro Tag. Dazu muß man natürlich wissen, wieviel Alkohol der Wein enthält, den man genießen möchte.

Wieviel Alkohol enthält der Wein?

Der Alkoholgehalt im Wein schwankt zwischen 50–120 Gramm pro Liter. Auf dem Etikett eines jeden Weines ist der Alkoholgehalt in Volumen-Prozent angegeben. Dabei entsprechen in etwa:

8,0 % Vol.	62 g Alkohol/l	6 g Alkohol in 100 ml
10,5 % Vol.	83 g Alkohol/l	8 g Alkohol in 100 ml
13,0 % Vol.	103 g Alkohol/l	10 g Alkohol in 100 ml
14,0 % Vol.	110 g Alkohol/l	11 g Alkohol in 100 ml

Man kann diesen Wert selbst berechnen, wenn man die Volumenprozentzahl mit dem Faktor 8 multipliziert (0,789 ist das spezifische Gewicht von Alkohol). So kann man den Alkoholgehalt in Gramm pro Liter herausbekommen. Also: 8 % Vol. x 8 = 64 g/l.

Trinkgelage können tödlich enden

Einige Untersuchungen geben ihre Weinempfehlungen pro Woche an. Dies darf nicht mißverstanden werden. Wichtig ist, daß die Weinmenge auf mehrere Tage verteilt getrunken wird und nicht als Einzeldosis am Wochenende. Denn gelegentliche Trinkgelage stellen das komplizierte Regelwerk des Organismus vor große Probleme und können üble Folgen haben: Finnische Wissenschaftler fanden heraus, daß sogenannte Wochenendtrinker häufiger einen Herzinfarkt erleiden. Dafür verantwortlich sind Herzrhythmusstörungen, unter denen die Sauerstoffversorgung des Herzens leidet.

Besser ist der Konsum von Wein an mehreren Tagen der Woche, nicht die gesamte Wochenration auf einmal

Weinkonsum bei Frauen

In einigen Kulturen war Frauen der Weingenuß wenigstens pha-
senweise generell untersagt. Dabei ging es aber nicht so sehr
darum, ihre Gesundheit zu schützen.

»Sie waren des Weins halber darum so streng, weil sie meine-
ten, die Trunckenheit gebe große Ursache zur Unkeuschheit.«

Wenn Männer nach Hause kamen, sollten sie die Frauen im
Hause mit einem Kuß begrüßen, »damit sie riechen und in acht
nehmen können, ob sie Wein getruncken hätten«. Denn: »Versof-
fene Weiber plaudern heraus alles was ihnen vor den Munde kom-
met/und was sie immer heimliches wissen.«

Hieronymus (um 400 n. Chr.) empfahl den Frauen seiner Zeit:
»Trincket nicht Wein, damit ihr nicht huret« (25).

Weniger ist besser

Fest steht, daß Frauen generell weniger
Alkohol vertragen als Männer. Das liegt,
wie bereits gesagt, an der niedrigeren
Konzentration des alkoholabbauenden En-
zyms ADH im Magen. Aber auch die Be-
schaffenheit des weiblichen Körpers mit
einem höheren Anteil an Fettgewebe ist
für dieses Phänomen verantwortlich.

Die Faustregel, daß Frauen pro Tag nicht
mehr als ein Drittel einer 0,75-Liter-Fla-
sche trinken sollten, ist vernünftig. Aber
ein solches Maß sagt letztlich wenig über
die betreffende Alkoholmenge aus, die in
Wirklichkeit getrunken wird. Denn diese ist
von verschiedenen Faktoren abhängig:
Wird der Wein auf nüchternen Magen getrunken, wieviel Alkohol hat der Wein und
viele Fragen mehr. Man kann bei der

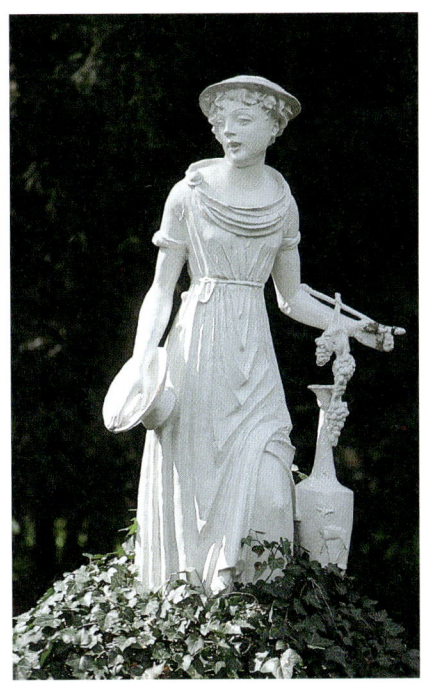

*Auch eine Mamorstatue im Park von
Schloß Nymphenburg in München
huldigt dem Wein*

Weinauswahl bereits die Alkoholmenge, die man aufnehmen wird, mitbestimmen. Bei dem Kauf des Weines sollten Frauen alkoholarme Weine bevorzugen, trockene Weine haben immer mehr Alkohol als restsüße.

Auch lieblichte Weine schmecken gut und haben wenig Alkohol

Der ideale »Frauenwein«, sofern sie ihn mag, liegt im Bereich der Kabinettweine und Spätlesen. Dort sind Weine mit einem Alkoholgehalt von nur 7,5–9,5 % Vol. zu finden. Werden diese dann noch zum Essen getrunken und so die Aufnahme des Alkohols ins Blut verringert, wird der weibliche Organismus selbst bei einem Genuß von 0,5 Liter zum Essen sicherlich nicht übermäßig belastet.

Auch trockene Weine haben Kalorien

Die Ansicht, daß süße Weine dick machen, ist falsch. Sie haben kaum mehr Kalorien als trockene Weine, denn Zucker ist in bestimmten Grenzen ein gleichstarker Kalorienträger wie Alkohol (23). Viele Frauen (und Männer) scheuen sich aber, lieblichte Weine zu bestellen, trockene Weine sind »in«. Dieser Trend ist seit einiger Zeit zwar wieder rückläufig, aber man sollte generell die Scheu verlieren, Weine zu konsumieren, die nicht wirklich schmecken. (Und über Geschmack läßt sich bekanntlich sehr wohl streiten.)

Vorsicht mit der Kohlensäure

Darüber hinaus sollten Frauen mit dem »Gläschen« Sekt oder einer Bowle bedacht umgehen. Die Kohlensäure in diesen Getränken bewirkt, daß der Alkohol schneller durch die Magen-Darm-Wand ins Blut übertritt. Die Alkoholwirkung setzt unmittelbar ein. Gerade diese anregende Wirkung ist ja beliebt, aber nicht unbedingt gesundheitsfördernd. Auch die Frauen unterliegen einem Irrtum, die kohlensäurehaltiges Wasser in Wein schütten, also eine Weinschorle mixen, um »weniger« zu trinken. In diesem Fall wird

entgegen der Erwartung die vom Körper aufgenommene Alkoholmenge nicht weniger, da die Kohlensäure die Resorption des Alkohols beschleunigt.

Vorsicht vor verstecktem Alkohol

Drittens sollte auch auf die »versteckte« Alkoholmenge in Long-
drinks hingewiesen werden. In diesen oft mit süßen Säften oder Li-
kören gemischten Getränken schmeckt man, anders als bei einer
reinen Spirituose, den höheren Alkoholgehalt nicht. Er wird von
dem süßen Aroma geschmacklich neutralisiert.

Möchte man dennoch nicht verzichten, sollte man versuchen,
wenig Alkoholisches auf nüchternen Magen zu trinken und die Al-
koholsorten während des Abends nicht zu wechseln.

Übrigens scheinen Frauen über einen natürlichen
Schutz vor zu viel Alkoholkonsum zu verfügen. Finnische Wissenschaftler fanden heraus, daß Frauen eher
als Männer mit körperlichem Mißbehagen auf Alkoholkonsum reagieren. Im weiblichen Organismus bildet sich bei Alkoholzufuhr verstärkt Acetaldehyd, das ist
eine alkoholische Verbindung, die für das Unwohlsein verantwortlich gemacht wird. Männer bilden diesen Stoff erst nach
größeren Alkoholmengen (19). Es ist also sinnvoll, sorgfältig die
Signale des eigenen Körpers zu beachten.

**Long-
drinks ver-
stecken den
Alkohol**

Weinkonsum in den Wechseljahren

Ab einem Alter von über 40 Jahren wird Wein für die Frau aus
gesundheitlicher Sicht interessant. Aufgrund der Hormonsituation
sind Frauen bis zu diesem Alter besser vor einem Herzinfarkt ge-
schützt als Männer. Dieser Schutz läßt aufgrund der einsetzenden
Wechseljahre allmählich nach.

Für einige Frauen ergeben sich während dieser Phase körperliche und seelische Schwierigkeiten. Wenn eine Frau gerne Wein

trinkt, kann sie versuchen, mit einer gezielten Weinauswahl einzelne Beschwerden zu lindern und ihren Körper zu unterstützen.

Man kann davon ausgehen, daß der günstige Einfluß des Weins auf die Östrogenproduktion (weibliches Geschlechtshormon) dem gefürchteten Knochenschwund entgegenwirkt. Die oft labile Stimmungslage kann Wein zu einem empfehlenswerten Getränk für diese spezielle Altersproblematik werden lassen. Welcher Wein geeignet ist, muß die Frau selbst ausprobieren. Ist eine eher aufmunternde Wirkung erwünscht, kann ein junger Weißwein helfen. Bei Unruhe oder Schlafstörungen ist eher ein älterer Jahrgang oder ein gehaltvoller Rotwein zu empfehlen.

Wein – günstig in den Wechseljahren

Die besondere Problematik der Krebserkrankungen ist bereits besprochen. Zusammenfassend sei aber nochmal gesagt: Eine Frau muß keine Bedenken haben, aufgrund eines moderaten Weinkonsums an Krebs zu erkranken. Bei einer erhöhten familiären Belastung sollte gemeinsam mit dem Arzt eine Risikoabwägung erfolgen.

Weinkonsum in Schwangerschaft und Stillzeit

Schwangerschaft und Stillzeit sind Phasen im Leben, in denen der Alkohol- und somit auch der Weinkonsum tabu sein sollte. Er kann geistige Schäden beim Kind verursachen.

Gerade zu Beginn einer Schwangerschaft, in der das Kind besonders gefährdet ist, empfinden viele Frauen erfahrungsgemäß einen Widerwillen gegen Geruch und Geschmack von alkoholischen Getränken.

Am besten keinen Wein in Schwangerschaft und Stillzeit

Dennoch wird vor allem gegen Ende der Schwangerschaft niemand etwas gegen leichten Wein einzuwenden haben, sollten nicht außergewöhnliche Probleme dem entgegenstehen (19). Die beruhigende Wirkung des Weins und seine positiven Wirkungen auf den Magnesiumhaushalt sind für einige Ärzte ein Grund, ein wenig Wein auch in dieser Zeit zu gestatten. Das gleiche gilt auch für ein gelegentliches Glas Wein in der Stillzeit.

Die Familie – Vorbild für Weingenuß

Der Umgang mit alkoholischen Getränken beschäftigt alle Familien mit heranwachsenden Kindern. Eine kleine Umfrage bei Weingutsfamilien ergab überwiegend eine Ansicht: Wir verbieten nicht, wir animieren nicht, wir leben einen vernünftigen Umgang mit Wein vor.

Wein ist in diesen Familien oft Bestandteil der Hauptmahlzeit, aber niemals einziges Getränk bei Tisch. Wasser wird für jeden eingeschenkt, es dient dem Durstlöschen. Wein wird nur angeboten.

Die Vorbildfunktion der Erwachsenen ist ganz entscheidend. Möchte ein Kind probieren, so kann es das, aber dann erst riechen lassen, erfahrungsgemäß belassen es gerade die Jüngeren dabei. Durstige Kinder sollten immer vorher etwas anderes trinken, damit sie nicht unbedacht viel schlucken.

Die Selbstverständlichkeit des Umgangs im Alltag mit Wein stößt ihn vom Sockel des Verbotenen

Ein empörtes Verbot provoziert auf Dauer ein gegenteiliges Verhalten und wirkt auf die Kinder unglaubwürdig, denn die Eltern trinken ja auch Wein. Allerdings kann man den Kindern gut erklären, daß ihr Körper noch nicht in der Lage ist, Alkohol abzubauen.

Wichtig ist außerdem, die Bedeutung der alkoholischen Mixgetränke den Kindern frühzeitig zu erklären, denn der charakteristische Geschmack des jeweiligen Alkohols geht durch die Süße der Getränke fast vollständig verloren. Dies ist mit einfachen Versuchen den Jugendlichen ganz schnell deutlich zu machen.

Suchtprävention fängt in der Familie an, darüber besteht heute kein Zweifel mehr. Wenn dem Wein der Mythos des Verbotenen genommen wird, ist es einfacher, vernünftig damit umzugehen. Weinkultur kann eine Familie über regelmäßige gemeinsame Mahlzeiten vermitteln. In der Erziehung sollte versucht werden, Persönlichkeit und Kritikfähigkeit zu stärken. Die Entscheidung zum Trinken alkoholischer Getränke muß jedes Mal bewußt neu getroffen werden und zwar von den Jugendlichen selbst.

Wein und gesunde Ernährung

Immer wieder wird auf die besseren gesundheitlichen Wirkungen des Weins hingewiesen, wenn auch die Ernährung stimmt. Wein kann nicht ständige Ernährungsfehler ausgleichen. Was unter einer gesunden Ernährung zu verstehen ist, wechselt von Zeit zu Zeit. Nach der Phase Steak und Salat, also der betont eiweißreichen Kost, gilt heute anderes, der neue Trend wird unter dem Stichwort »Mediterrane Kost« zusammengefaßt.

So haben inzwischen vor allem die kohlenhydratreichen Nahrungsmittel (Brot, Nudeln, Reis, Kartoffeln) eine Renaissance erlebt. Sie sollen etwa 40 Prozent unserer täglichen Ernährung ausmachen. 20 Prozent verteilen sich auf Milchprodukte und Fleisch sowie 35 Prozent auf Obst und Gemüse, letzteres wegen des hohen Gehalts an Folsäure und den B-Vitaminen. Diese stellen einen guten Schutz vor einer Verkalkung der Arterien dar.

Der neue Trend in der Ernährung heißt »mediterrane Kost«

Bei den Kohlenhydraten sollte den Vollwertprodukten der Vorzug gegeben werden, da mit einer ballaststoffreichen Nahrung ein Risikofaktor für Darmkrebs ausgeschaltet werden kann.

Der Fettkonsum ist möglichst gering zu halten, und nicht alle pflanzlichen Fette können noch uneingeschränkt empfohlen werden, seit bekannt ist, daß einige Margarinesorten sogenannte trans-Fettsäuren enthalten, die für den Herzinfarkt als Risikofaktor gelten.

Pflanzliche Öle, z. B. Oliven-, Raps- oder Traubenkernöl, sind hochwertige Öle wegen ihres Gehalts an essentiellen Fettsäuren und Vitamin E sowie ihres guten antioxidativen Potentials. Butter gilt nicht mehr unbedingt als cholesterinbedenklich und kann in aller Regel wieder in den Speiseplan aufgenommen werden (11). Fisch bleibt weiterhin eine wertvolle Quelle für bestimmte Spurenelemente (Jod) und einige Fettsäuren und sollte regelmäßig gegessen werden.

Dem mageren Geflügel wird heute der Vorzug eingeräumt vor Rind- oder Schweinefleisch. Gemüse sollte möglichst als Rohkost auf den Tisch kommen.

Bei der Mittags- und Abendmahlzeit kann Wein ein durchaus sinnvoller Essensbegleiter sein, denn sicher ist, daß die Nahrungsbestandteile besser aufgeschlossen werden und die Verdauung positiv beeinflußt wird. Die wertvollen Inhaltsstoffe des Weins fördern besonders in Verbindung mit Speisen das Wohlbefinden.

Wein als sinnvoller Essensbegleiter

    Das Genußerlebnis wird bei einer Auswahl des richtigen Weins verstärkt, und durch die bewußte Zusammenstellung von Essen und Trinken wird das Nachdenken über eine gesunde Ernährung gefördert.

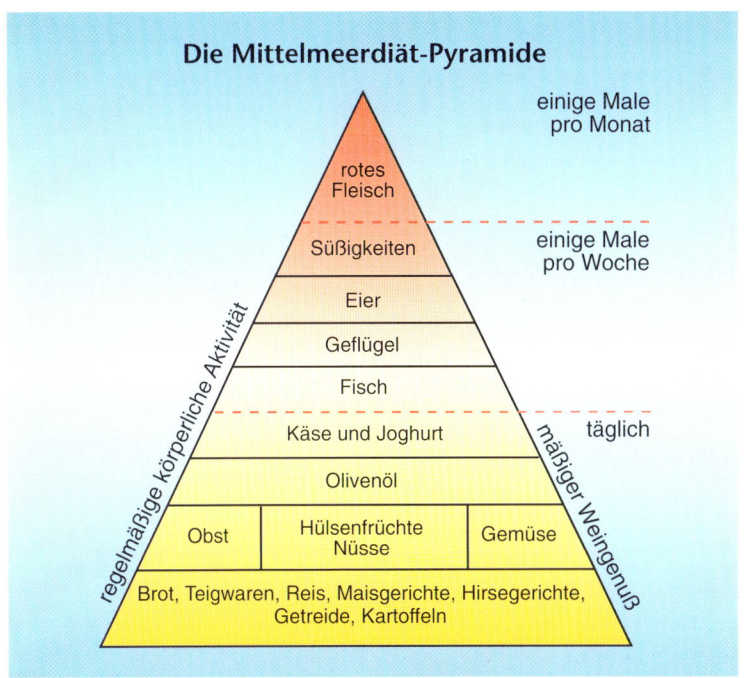

Quelle: 1994 Oldways Preservation & Exchange Trust and The President and Fellows of Harvard College. In: Informationsblatt der Deutschen Weinakademie, Mainz.

Alte Rezepte neu entdeckt

Der 900. Geburtstag der Hildegard von Bingen hat verschiedene Heilanwendungen mit Wein wieder aufleben lassen. Zu den Rezepten gehören diverse Kräuterweine, die z. B. mit Basilikum, Johannis- oder Rosmarinkraut hergestellt wurden.

»Gelöschter Wein« und Herzwein helfen bei Ärger und Streß

Von besonderem Interesse ist der »gelöschte Wein«, mit dem Hildegard der »Schwarzgalle« (negative Temperamentsausbrüche, Wut, Zorn) begegnen wollte. Hierzu muß man ein Glas »besten« Weines, weiß oder rot, erhitzen, bis Bläschen erscheinen. Dann sofort die gleiche Menge kaltes Wasser dazugießen und die Mischung lauwarm in kleinen Schlucken trinken. »Wenn sich die ganze Familie geärgert hat, bringt der gelöschte Wein sogleich wieder Frieden ins Haus« (27).

Möchte man den Wein eher als ein Mittel gegen Streß im Alltag einsetzen, sollte man ihn in einer Thermoskanne aufbewahren und über den Tag verteilt in kleinen Portionen trinken.

Ein weiteres empfehlenswertes Rezept ist der »Herzwein« der Hildegard von Bingen.

8–10 Stengel Petersilie werden mit 1 Liter Weißwein und je nach Geschmack mit 1–2 Eßlöffeln Weinessig (reiner Weinessig!) für 10 Minuten sprudelnd gekocht. Danach ca. 1 Eßlöffel Bienenhonig dazugeben und die Mischung nochmals 4–5 Minuten kochen. Den Schaum abschöpfen und den Wein in eine zuvor gut gereinigte Flasche (mit reinem Alkohol ausschwenken) füllen. Regelmäßig 2–3 Eßlöffel am Tag ruhig über einen längeren Zeitraum einnehmen, bei Bedarf auch mehr. Der Herzwein kann empfohlen werden bei Kreislaufstörungen, Wetterfühligkeit, Schlaflosigkeit, Wassereinlagerungen sowie bei Nierenschwäche (14).

Wein genießen kann man lernen

Angesichts des Berufsalltags ist es empfehlenswert, das tägliche Glas Wein zum Bestandteil der Abendmahlzeit zu machen. Dieses sollte eine bewußte Entscheidung sein, d. h. trinken Sie nur dann Wein, wenn Sie Lust dazu haben und sich auf den Genuß freuen.

Wein im Alltag sollte nicht wie eine Medizin als Pflicht-übung eingenommen werden. Denn die gesund-heitserhaltende Wirkung von Wein hängt sicher-lich auch von dem Lebensgefühl ab, mit dem Sie ihn konsumieren. Zu diesem Lebensgefühl kann eine gewisse Essenskultur gehören, d. h. der schön gedeckte Tisch, z. B. mit Kerzenlicht und Blumen, so daß die Mahlzeit aus dem täglichen Routinebetrieb herausgenommen wird. Dazu ge-hören auch die richtigen Gläser, zumindest eins für Wasser und eins für Wein. In der weiteren Gestaltung sind Ihrer Phantasie keine Grenzen gesetzt.

> **Wein trinkt man nicht nur, man betrachtet ihn, man riecht ihn, man schlürft ihn und man spricht über ihn.**
> EDUARD VII., KÖNIG VON ENGLAND

Die Sinnesorgane nutzen

Wenigstens drei unserer Sinne sind für den Weingenuß unabding-bar: das Sehen, das Riechen und das Schmecken. Im Einklang die-ser Sinne liegt die Kunst der richtigen Weinauswahl.

Das Auge

Das Sehen hilft erst einmal bei der Aufnahme des Umfeldes: gefal-len Tischdekoration und das angerichtete Essen, ist die Grund-stimmung vorgegeben?

Der Spruch, »das Auge ißt mit« kann zu Recht auf »das Auge trinkt mit« erweitert werden, denn der Wein im Glas wird nur zum Genießen einladen, wenn er »sauber« aussieht, d. h. klar und ohne irgendwelche Schwebeteilchen oder Rückstände im Wein.

Ausnahmen gibt es auch bei dieser Regel: Ausgefällte Weinsäure-
kristalle, die sich z. B. in alten Weißweinen im Laufe der Jahre bilden, sind eher ein Qualitätszeichen, beeinflussen nicht die Gesundheitswirkung des Weins und sind der Beweis, daß auch ein
abgefüllter Wein weiteren biologischen Veränderungen unterliegen kann.

Das Auge nimmt mit zunehmender Schulung immer besser Farb-
nuancen des Weins auf. Ältere Weißweinjahrgänge zeigen eine
dunkelgelbe, oft ins Bräunliche gehende Farbe. Jüngere dagegen
schimmern grüngelb, und ein Sherry ist dunkelbraun. Auch bei
Rotweinen kann man das Alter des Weins ahnen, wenn man das
Glas gegen das Licht hält. Schwenkt man einen Wein im Glas und
beobachtet, wie er die Glaswand herunterläuft, kann man Rück-
schlüsse auf den Extraktgehalt ziehen. Dickflüssigere Weine hinterlassen ein sogenanntes »Fenster« am Glasrand.
    Um solche Eindrücke nicht zu verfälschen, sollten Weingläser
keinesfalls mit Spülmittel gespült werden.

Der Geruchssinn

Die Nase ist für die Beurteilung des Weines besonders wichtig. Während es als unschicklich gilt, am angerichteten
Essen zu riechen, ist dieses beim Wein anders:
    Riechen Sie erst einmal und nehmen Sie die
feinsten Aromen auf. Versuchen Sie dann, das
Weinglas zu schwenken, so daß sich der Wein mit
Luft verbinden kann. Durch das Schwenken werden andere Duftstoffe freigesetzt, der erste
Geruchseindruck kann sich möglicherweise verändern.

> **Trink mit
> Verstand und
> stoffbewußt und
> schlürfe mit Behagen,
> denn in der Gurgel liegt
> die Lust des Zechens,
> nicht im Magen!**
> TRINKWEISHEIT

Ein Wein wird Ihnen später kaum schmecken können, wenn Ihnen
seine »Nase« nicht gefällt. Bereits hier wird übrigens die Subjekti-
vität deutlich, der jede Weinverkostung unterliegt. Was Ihrer Nase
gefällt, kann beim Nachbarn ganz andere Assoziationen hervorrufen.

Urteilen Sie allerdings nicht allzu früh, denn ein Wein kann sich auch im Glas noch verändern. Geben Sie ihm nach einigen Minuten eine neue Chance.

Übrigens lohnt es sich manchmal, nochmals am geleerten Glas zu riechen, besonders aromastarke Weine wie z. B. Auslesen hinterlassen hier einen bleibenden Eindruck. Sollten Sie Freude an der Schulung Ihres Geruchssinns haben, erkundigen Sie sich in Fachgeschäften nach einem Set für Weinaromen. Sie erhalten dann kleine Fläschchen mit Pfirsich-, Mandel- oder Aprikosengeruch und können dann »Testriechen«. Dieses macht Sie fit für weitere Weinproben und erleichtert die Beurteilung.

Der Geschmackssinn

Das Geschmackserlebnis ist als dritter Sinneseindruck von entscheidender Bedeutung für die Auswahl eines Weines. Liest man die Beschreibung bei professionellen Weinproben, so wundert man sich oftmals über die Adjektive, mit denen die Weine beschrieben werden. Dort ist die Rede von erdig, vollmundig, stahlig oder lebendig.

Schlürfen und Schmatzen sind beim Weingenuß ausnahmsweise erlaubt

Als Laie hat man sicherlich erhebliche Schwierigkeiten, die angesprochenen Eigenschaften im Wein wiederzufinden. Das sollte Sie nicht entmutigen, denn Schmecken ist ein sehr komplexer Vorgang.

Eigentlich ist der Geschmackssinn auf der Zunge beschränkt auf die vier Qualitäten: süß, sauer, bitter und salzig. Fließt nun der Wein über die Zunge, werden die entsprechenden Sinneszellen unterschiedlich stark erregt, und erst nach einigen Sekunden entsteht ein Geschmacksbild. Dessen Bewertung ist natürlich subjektiv, abhängig vom Tester, seiner Stimmung, seiner Erwartungshaltung, ja sogar Klimaeinflüsse sollen das Geschmackserlebnis beeinflussen. So werden viele bestätigen können, daß ein aus dem Urlaub mitgebrachter Wein bei der heimatlichen Verköstigung eher enttäuschte.

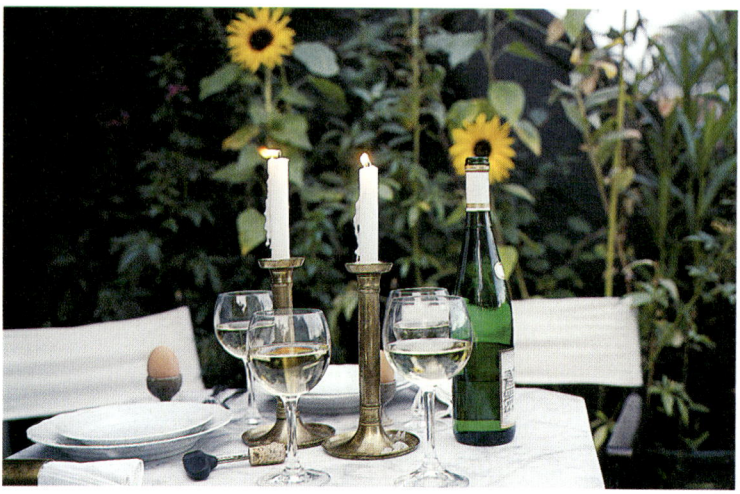

Eine festliche Tafel erfreut jedes Auge und steigert den Genuß

Gerade wegen der komplexen Vorgänge beim Schmecken gilt, daß häufig erst nach mehreren Versuchen eine Meinung gebildet werden kann. Das Gehirn benötigt Zeit, um die vielfältigen Sinneseindrücke zu einem Geschmacksbild zusammenzusetzen.

Auch beim Schmecken kann bereits einiges über den Wein ausgesagt werden. Überwiegt die Säure und Frische oder perlt der Wein sogar noch leicht auf der Zunge, ist es ein junger Wein. Bei einer guten Entwicklung werden die Weine später harmonischer, die Dominanz der Säure geht zurück. Der Ausspruch, ein Wein ist »firn«, beschreibt einen bestimmten Geschmackston eines älteren Weines, der sich unter Sauerstoffeinfluß bildet. Wer diesen Geschmack mag, kann solche Weine durchaus noch genießen.

Das Geschmackserlebnis beim Weintrinken ist subjektiv

Das Probieren verschiedener Jahrgänge hintereinander schult das Verständnis für diese Vorgänge.

Am Ende sollten Sie sich für einen Wein entscheiden, der Ihre individuellen Erwartungen befriedigt und für Sie persönlich einen Genuß darstellt. Das erfordert manchmal Mut, vor allem dann, wenn ein Modetrend anderes verlangt.

Wein, muß er sein?

Die Problematik des Alkoholmißbrauchs, von denen ja nicht nur die Trinker selbst, sondern auch Angehörige, Arbeitskollegen und Freunde betroffen sind, erschweren die generelle Empfehlung eines alkoholischen Getränks.

Es geht auch gar nicht darum, jemanden, der keinen Alkohol trinkt, vom Gegenteil überzeugen zu wollen. Es gibt religiöse oder andere Aspekte, die grundsätzlich zu tolerieren sind. Bedacht werden sollte auch immer, daß es »trockene« Alkoholiker gibt, die nie wieder Alkohol trinken dürfen, um nicht rückfällig zu werden.

Abstinenz ist ein Risikofaktor.
NICOLAY WORM

Der Standpunkt der Abstinenzler sollte respektiert werden, wenn auch Wein-Abstinenz für einen normalen Organismus keinen Wert an sich darstellt. Ebenso kann aber auch der Weinkonsument erwarten, von polemischen Angriffen verschont zu bleiben.

Einige Verbände der Suchtprävention sehen in der Empfehlung, Wein möglichst regelmäßig zu trinken, eine besondere Gefahr. Genau dieser sollten die detaillierten Informationen zum Thema Wein und Gesundheit entgegenwirken.

Alle Seiten sind daran interessiert, die Suchtproblematik zu erforschen. Die Alkoholabhängigkeit trifft in den seltensten Fällen reine Weintrinker, und solange man das Maß einhält, und gerade das tun ja die meisten, kann man Wein auch regelmäßig bedenkenlos genießen.

Selbstverständlich wird nicht allein der Weinkonsum die Gesundheit im Alter erhalten können. Eine gesunde Ernährung, regelmäßige Bewegung und eine positive Lebenseinstellung sind wichtige Faktoren, die über den Verlauf des Alterungsprozesses mitentscheiden, ganz abgesehen von genetischen Vorgaben.

Einen interessanten Aspekt bringt der Chefarzt eines amerikanischen Alters- und Pflegeheims in die Diskussion. Er bietet seinen Patienten zum Essen stets ein Glas Wein an. »Wein ist Nahrungs-

als auch Rauschmittel, aber er ist auch Symbol für den respektvollen Umgang unter Erwachsenen. Es ist ein gewaltiger Unterschied, ob Sie einen alten Mann auffordern, seine Medizin zu schlucken, oder ihn zu einem Glas Wein einladen. Einmal fühlt er sich als schlecht funktionierender Organismus, im zweiten Fall zeigen Sie ihm, daß Sie ihn als erwachsenen Mann für voll nehmen und ihn für fähig halten, an normalen gesellschaftlichen Gepflogenheiten teilzunehmen.« (19)

Nennt man nicht mit Recht den Wein die Milch der Greise? Für Armenhäuser, in welchen Hochbejahrte verpflegt werden, ist ein guter Wein ein durchaus unerläßliches Bedürfnis wie in den Findelhäusern gute Milch.
JACOB MOLESCHOTT

Bereits im 15. Jahrhundert haben Nikolaus Cusanus ähnliche Gedanken bewogen, in die Stiftungsurkunden seines Armenhospitals den täglichen Schoppen Wein für alle aufzunehmen.

Diese Ansicht zeigt die über die rein körperliche Gesundheit hinausgehende Bedeutung des Weins. Die Achtung des anderen, in diesem Falle des älteren oder kranken Menschens, und das Verständnis für seinen oft von Leiden und Einsamkeit geprägten Alltag kann mit einer kleinen Geste in Form des angebotenen Weinglases bewiesen werden. Eine alte Weisheit, über die es nachzudenken lohnt.

Empfohlen werden kann regelmäßiger Weinkonsum wegen seiner gesundheitsfördernden Wirkung sinnvollerweise ab dem mittleren Lebensalter. Jüngere Erwachsene werden zunächst weniger die gesundheitsfördernden Wirkungen spüren, da ihr Körper in der Regel gesund ist. Dennoch wird in dieser Zeit das Trinkverhalten im Zusammenhang mit einer Genuß-Kultur aufgebaut. Wein kann dann bereits Akzente setzen, z. B. die Lebensfreude und Geselligkeit betreffend. Informierte Weingenießer haben meistens eine gute gesellschaftliche Akzeptanz.

Die persönliche Erfahrung und Einstellung des Weintrinkers sind wichtige Grundlagen für die Gesundheitswirkung des Weines. Das weitgefächerte Weinangebot lädt dazu ein, den für sich selbst »richtigen« Wein zu entdecken.

Traubensaft – genauso gesund wie Wein?

Traubensaft wird zwar wie Wein aus dem gleichen Ausgangsmaterial gewonnen, zwischen den beiden Getränken gibt es dennoch wichtige Unterschiede. Die alkoholische Gärung verändert die Zusammensetzung des Mosts, so kommen z. B. die B-Vitamine aus den Hefen in den Wein. Außerdem filtert und reinigt die Gärung den Most auf biologische Weise. Schließlich muß der Traubensaft aus Haltbarkeitsgründen vor dem Abfüllen erhitzt werden, um Bakterien abzutöten. So können einige nützliche Inhaltsstoffe des Mosts verlorengehen.

Traubensaft kann Wein nicht ersetzen

Traubensaft besitzt keine antibakterielle Wirkung, anders als der Wein. Die hierfür mitverantwortlichen Polyphenole kommen ja erst durch die Maischegärung in den Wein und sind im Traubensaft verständlicherweise niedriger konzentriert. Wahrscheinlich sind sie im Traubensaft auch weniger gut haltbar, weil der Alkohol im Wein diese Stoffe vor dem Abbau bewahrt. Bekanntermaßen werden ja die Nahrungsinhaltsstoffe durch den Wein besonders gut aufgeschlossen und resorbiert, gleiches ist vom Traubensaft nicht bekannt.

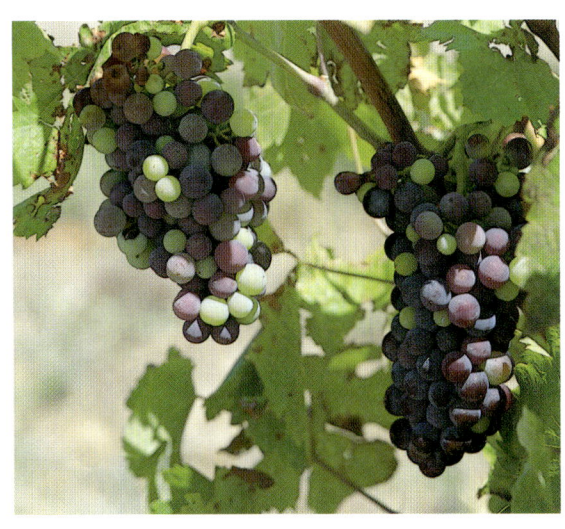

Traubensaft ist ein wertvoller Fruchtsaft, seine gesundheitsfördernde Wirkung kann jedoch nicht so umfassend sein wie die des Weins, der als ein ganzheitlich wirkendes Getränk den Alkohol für seine gesundheitsfördernde Wirkung benötigt.

Reben am Weinstock

Die Rebsorten

Die nachfolgenden Beschreibungen der Rebsorten gelten für die Konsumweine. Spezialitäten mit herausragenden Eigenschaften gibt es natürlich von allen Rebsorten.

Weiß

Riesling	fruchtige, spritzige Weine, säurebetont, oft mit niedrigen Alkoholwerten
Silvaner	meist trocken ausgebaut, feinfruchtig, säureärmer
Kerner	Kreuzung aus Riesling und Trollinger, weniger säurebetont, leichtes Fruchtbukett
Müller-Thurgau	Kreuzung aus Riesling und Silvaner, milde, fruchtige Weine mit wenig Säure
Weißer Burgunder	feinfruchtige Weine, säureärmer mit mittleren Alkoholwerten

Rot

Frühburgunder	leichtere, hellere Rotweine
Lemberger	anregender Wein mit wenig Gerbstoffen
Portugieser	eher ein leichter, hellerer, fruchtiger Wein
Spätburgunder	Tanninbetontere, schwerere Weine mit weichem Bukett
Trollinger	frische, markante, hellere Weine mit mittlerem Gerbstoffgehalt

Weinempfehlungen
bei bestimmten Beschwerden

Die nachfolgende Tabelle gibt eine Übersicht über die Weine, die bei speziellen Beschwerden oder zur Vorbeugung gegen einige Krankheitsbilder getrunken werden können.

Die modernere Weinliteratur bietet bislang noch sehr wenig konkrete Untersuchungen zu einzelnen Weinsorten an. Die meisten Angaben sind Erfahrungswerte und nicht wissenschaftlich überprüft.

Mit einem Gläschen Wein gezielt vorbeugen

Dieses ist ja auch ein schwieriges Vorhaben, wenn man bedenkt, daß der Geschmack und der Gehalt ein und derselben Rebsorte, die auf verschiedenen Böden wächst, grundverschieden sein kann.

Auch die Wirkung des einzelnen Weines im menschlichen Körper fällt sehr unterschiedlich aus, da jeder Organismus individuell reagiert.

Die Empfehlungen können also die persönliche Erfahrung nicht ersetzen.

Wein- beziehungsweise Alkoholgenuß verbietet sich

- bei bestimmten Erkrankungen z. B. Entzündungen der Bauchspeicheldrüse, alkoholbedingten Lebererkrankungen, Überfunktion der Schilddrüse, neurologischen Erkrankungen usw. Im Zweifelsfalle muß der behandelnde Arzt befragt werden.
- bei Medikamenteneinnahme, da auf mögliche Wechselwirkungen mit Alkohol geachtet werden muß.
- am Arbeitsplatz, als aktiver Verkehrsteilnehmer, in Schwangerschaft und Stillzeit.

Bei Beachtung dieser Regeln steht dem Versuch, mit moderatem Weingenuß die eigene Gesundheit zu stärken, nichts mehr im Weg.

Beschwerden Vorbeugung (V) Förderung (F)	Weißwein (w) Rotwein (r)	Besonderheiten der Weine
Abbau der geistigen Leistungsfähigkeit (V)	w, r	extraktreichere Weine
Anämie	w, r	von mineralstoffreichen Böden
Appetitlosigkeit	w	liebliche, extraktreiche Weine
Arterienverkalkung (V)	w, r	nicht zu alkoholbetont
Beruhigung	w, r	ältere Jahrgänge, extraktreiche Sorten
Blutdruck, hoher	r	leichtere Sorten
Blutdruck, niedriger	w	spritzige, junge Weine
Blutgefäße, elastische (V)	w, r	leichte Weine
Bronchitis	r	nach indiv. Bekömmlichkeit
Diabetes mellitus	w, r	besonderen Vorschriften entsprechend
Durchblutungsstörungen	w, r	auch für Diabetiker geeignet
Durchfall	r	tanninreichere Sorten
Entschlackung (F)	w, r	leichte, säureärmere Weine
Erschöpfung	w, r	gehaltvolle, extraktreiche Weine
Fettstoffwechselstörung	w, r	leichtere Weine
Fieber	w, r	trockene, extraktreiche Sorten
Gallensteine (V)	w, r	leichtere Weine
Gicht	w	leichtere Weine

empfohlene Weine, z. B.	besser nicht versuchen	eigene Erfahrungen
Riesling, Silvaner, Spätburgunder		
Riesling (Mosel), Spätburgunder (Ahr)		
Kerner, Silvaner, Lemberger	trockene Weine	
	zu tanninreiche Weine	
Riesling, Silvaner		
Spätburgunder		
	Weine mit zu viel Glukose	
Burgunder	säurehaltige Weine	
Müller-Thurgau, Portugieser		
Weißwein-Auslesen, Spätburgunder		
Riesling, Silvaner, Trollinger		
Silvaner, Müller-Thurgau, Portugieser		
Silvaner, Riesling, Weißburgunder	Rotweine (Burgunder), Sekt	

Beschwerden Vorbeugung (V) Förderung (F)	Weißwein (w) Rotwein (r)	Besonderheiten der Weine
Grippe	w, r	extraktreiche Weine
Hämorrhoiden	w, r	nur leichte Weine
Harnausscheidung (F)		eher Weißweine
Herzinfarkt (V)	w, r	nicht zu schwere Weine
Kopfschmerzen	w, r	alkoholärmere, leichte Weine
Kreativität (F)	w, r	junge, frische leichte Weine
Magen, säureempfindlich	w, r	säurearme Weine
Magengeschwüre	r	säurearme Weine, niedriger Alkoholgehalt
Magensäuremangel	w, r	säurebetonte Weine
Nierenentzündung	w, r	leichte Weine
Nierensteine (V)	w, r	alkoholschwächere, leichte Weine mit weniger Säure
Prostata	w, r	wenn überhaupt milde Weine
Schlaflosigkeit	r	nicht zu schwere Weine
Schlaganfall (V)	w, r	wenig, wenn überhaupt alkoholarme Weine
Streß	w, r	leichte, nicht zu extraktreiche Weine
Untergewicht	w, r	halbtrocke Weine
Verstopfung	w	glycerinhaltige, extraktreiche Weine
Wunddesinfektion	r	gerbstoffreiche Weine

empfohlene Weine, z. B.	besser nicht versuchen	eigene Erfahrungen
Auslesen, Ruländer Riesling, Spätburgunder		
	schwere Rotweine	
Kerner		
Riesling, Müller-Thurgau, Spätburgunder		
Müller-Thurgau, Blaufränkischer, Portugieser	säure- oder gerbstoffbetonte Weine	
Lemberger, Portugieser		
Riesling, Burgunder		
	bei akuter Entzündung	
Müller-Thurgau, Silvaner, Frühburgunder		
Müller-Thurgau, evtl. Silvaner	Vorsicht	
Spätburgunder, Burgunder		
Silvaner, Blaufränkischer		
Auslesen, Riesling oder Ruländer		

Literaturverzeichnis

(1) Michel Montignac: Ich trinke jeden Tag Wein, um gesund zu bleiben, Artulen Verlag 1996

(2) Graf von Ingelheim: Heilen und vorbeugen mit Wein, Falken 1996

(3) Andrea Schäffer: Rotwein ist gesund und mehr als ein Genuß-mittel, Mosaik 1998

(4) Ambrosi/Swoboda: Wein richtig genießen lernen, Falken 1995

(5) Georg Schreiber: Dt. Weingeschichte, Rheinland Verlag 1980

(6) Elmar Lorey: Die Weinapotheke, Hallwag 1997

(7) Cornelssen/Albath: Doctor Baccus, Seewald Verlag 1984

(8) Bannach/Demmler: Trinkpoesie, Reclam 1989

(9) Ziegler, Paul: Wahrheit im Wein, Waldkirchverlag 1990

(10) Hans Wager: Wein, Heilkraft der Natur, Ludwig 1998

(11) Nicolay Worm: Täglich Wein, Hallwag 1997

(12) Klaus Jung: Wein, Genuß und Gesundheit, Woschek Verlag 1997

(13) Steigelmann: Der Wein, mein Arzt, Eigenverlag 1974

(14) Peter Pukownik: Hl. Hildegard-Heilfasten, Pattloch Verlag 1992

(15) Bitsch/Ehlert u.a.: Essen und Trinken in Mittelalter und Neuzeit, Albus 1997

(16) Bergner: Weinkompendium, WVG 1993

(17) Manfred Köhnlechner: Die Heilkräfte des Weins, Herbig 1978

(18) Manfred Hoffmann: Vom Lebendigen in Lebensmitteln, Deukalion 1998

(19) Frank Jones: Mit Rotwein gegen Herzinfarkt, vgs 1996

(20) Forum Wein und Gesundheit, Aktuell, Jahrgänge 1995-1998

(21) Jean Carper, Nahrung ist die beste Medizin, Econ 1994

(22) Nicolai Worm: Alkoholabstinenz, ein Risikofaktor für Herz und Kreislauf, Deutsche Weinakademie 1998

(23) Becker/Güss: Der Wein, Lebensfreude und Gesundheit, Kehrer Verlag 1995

(24) Siegfried Weiss: Doctor Wein, Rosary Verlag 1987

(25) Der zu allerley guten Getränken wohlerfahrene Kellermeister, Nürnberg 1710-31

(26) Franz Meurer: Die Mosel- und Saarweine in ihren ausgezeichne-ten gesundheitlichen Eigenschaften, Trier 1866, Nachdruck

(27) Wighard Strehlow: Die Ernährungstherapie der Hl. Hildegard

Stichwortverzeichnis